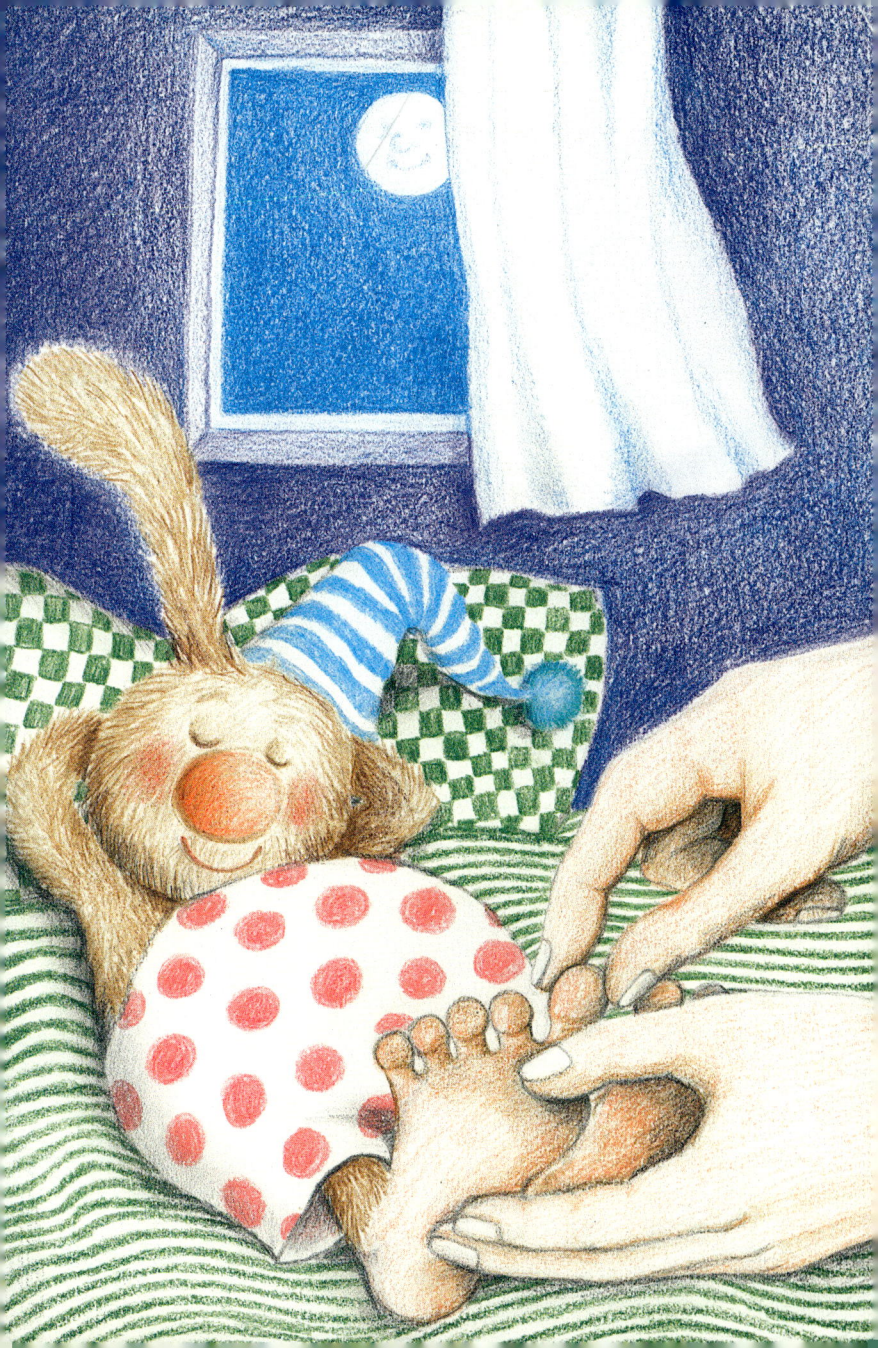

Die Geschichte von Wolpi

Das ist Wolpi. Er lebt mit vielen kleinen und großen Wolpertingern hoch oben im Reiche Wolperting. Wolpi hat wunderbar große Füße. Das ist schön, sagen alle. Wolpi hat lange Ohren. Das ist schade, sagen alle. Alle Wolpertinger haben kurze Ohren. Wolpi schaut in den Spiegel. Tatsächlich. »Ich habe furchtbar lange Ohren«, sagt er und ist traurig. »Noch niemand in der Familie hatte je lange Ohren«, brummt der Opa. »Aber guck mal, was er für Kunststücke mit seinen Füßen macht«, sagt Mama.

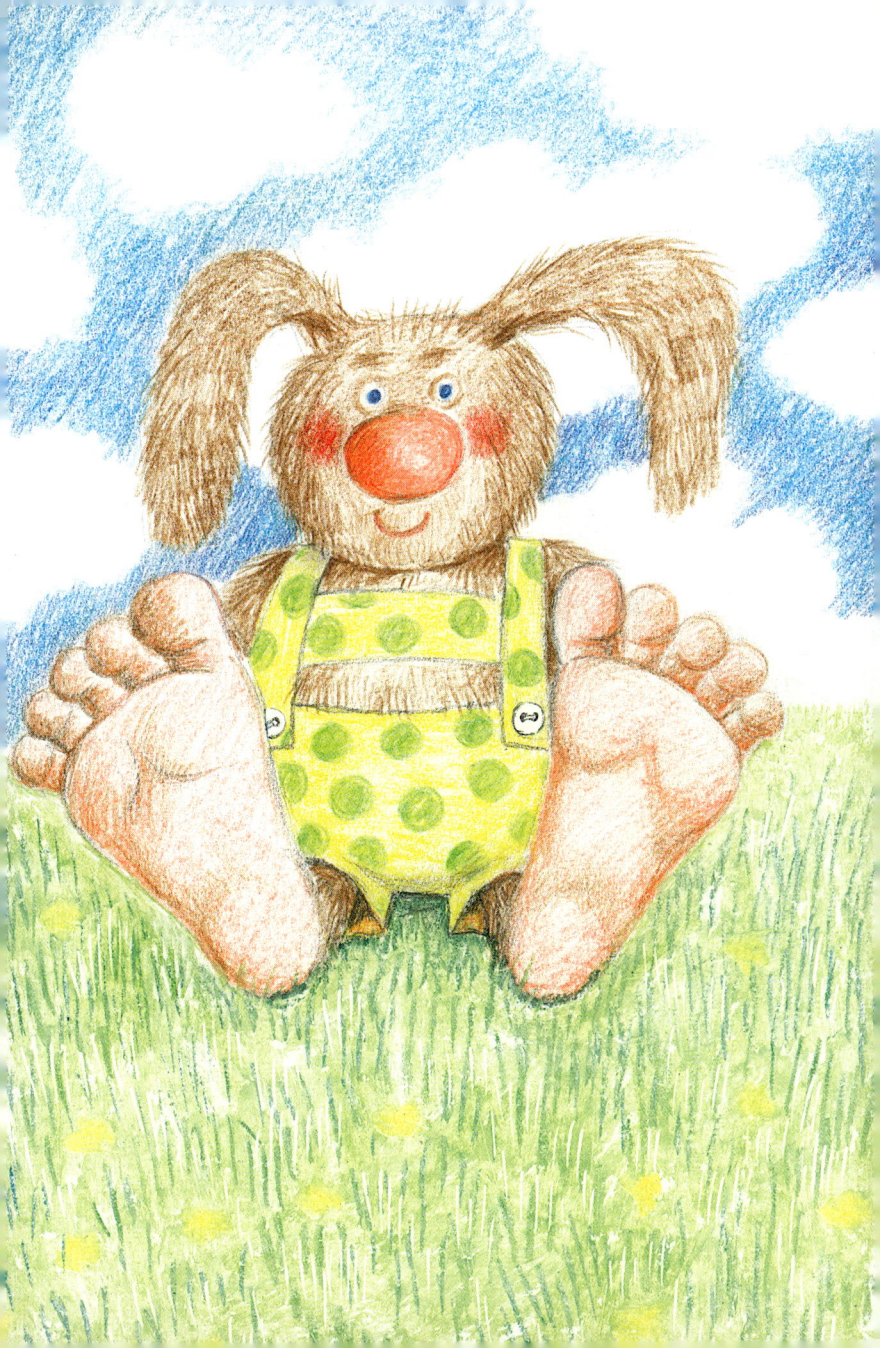

Er kann jeden Zeh bewegen,
den Fuß ganz spitz machen,
die Zehen spreizen
und mit der Fußsohle Gesichter schneiden.
Er kann mit den Zehen
nach einer Kastanie greifen
und sie wieder loslassen.

»Aber noch niemand in der Familie hatte je lange Ohren«, brummt Opa. Da setzt die Mama dem Wolpi eine Zipfelmütze auf. So sieht man die langen Ohren nicht. »Jetzt siehst du aus wie Himpelchen und Pimpelchen. Gib mir deinen Fuß, dann erzähl ich dir von den beiden.«

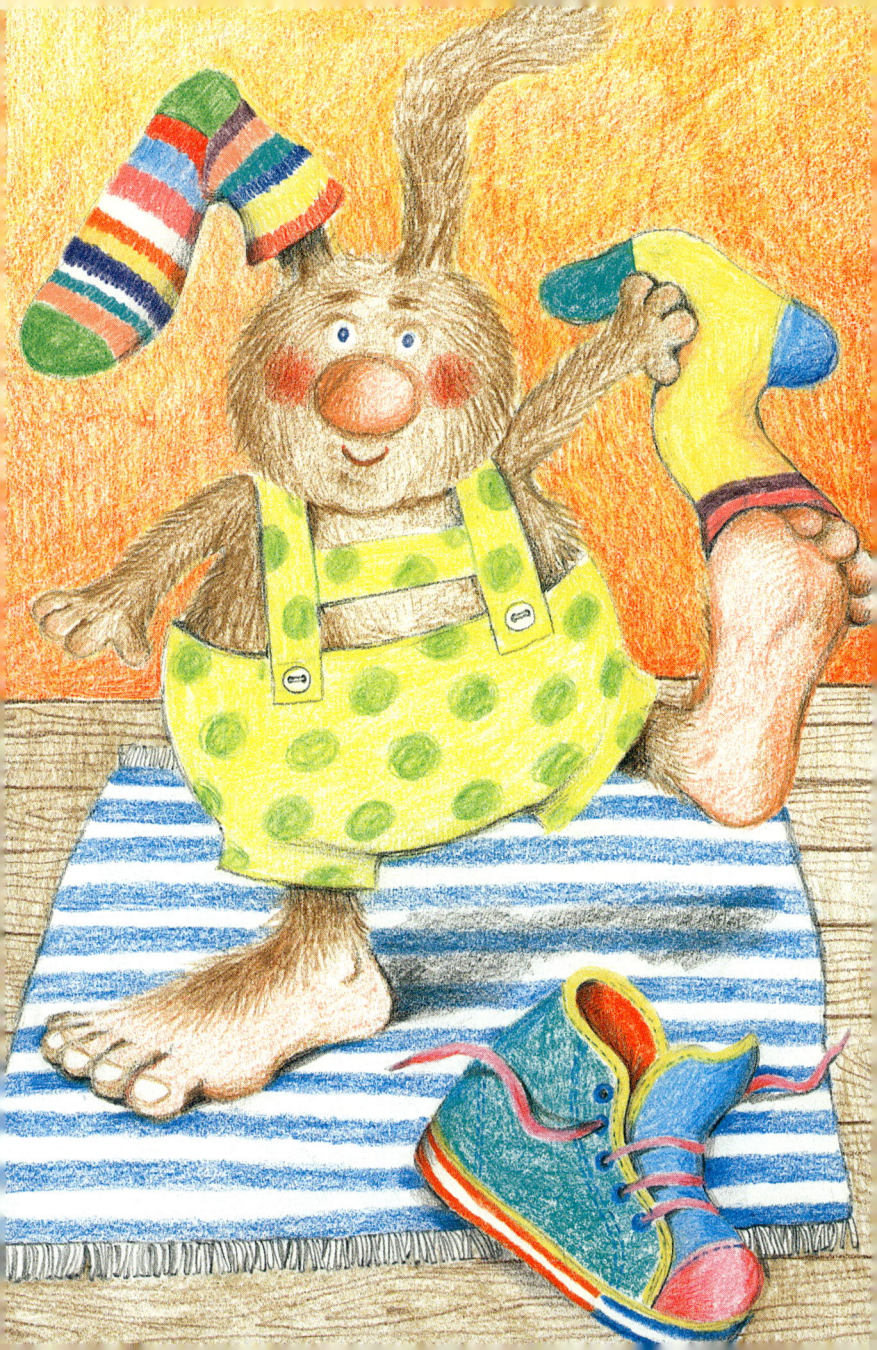

Himpelchen und Pimpelchen,
die stiegen auf einen Berg.
Himpelchen war ein Heinzelmann
und Pimpelchen ein Zwerg.
Sie blieben lange oben sitzen
und wackelten mit ihren Zipfelmützen.
Doch nach fünfundsiebzig Wochen
sind sie in den Berg gekrochen.
Dort schlafen sie in süßer Ruh.
Seid mal still und hört gut zu.
Chhhh…mmmm…chhhh…mmmm.

»Ich bin aber nicht Himpelchen! Und auch nicht Pimpelchen!!« schreit Wolpi. »Ich bin Wolpi!!! Und ich mag keine Mütze aufsetzen, wenn es warm ist.« »Schrei nicht so!«, schreit die Mama. »So bös warst du noch nie. Gib mir ein Bussi und sei wieder lieb.« Wolpi strampelt mit den Füßen. »Bin aber böse, sehr, sehr böse. Mag nicht lieb sein.« Wolpi will kein Bussi von der Mama. Nie mehr.
Er ist wirklich böse. Er geht allein hinaus. Vor der Haustür dreht er sich noch einmal um und schneidet eine ganz greuliche Grimasse.

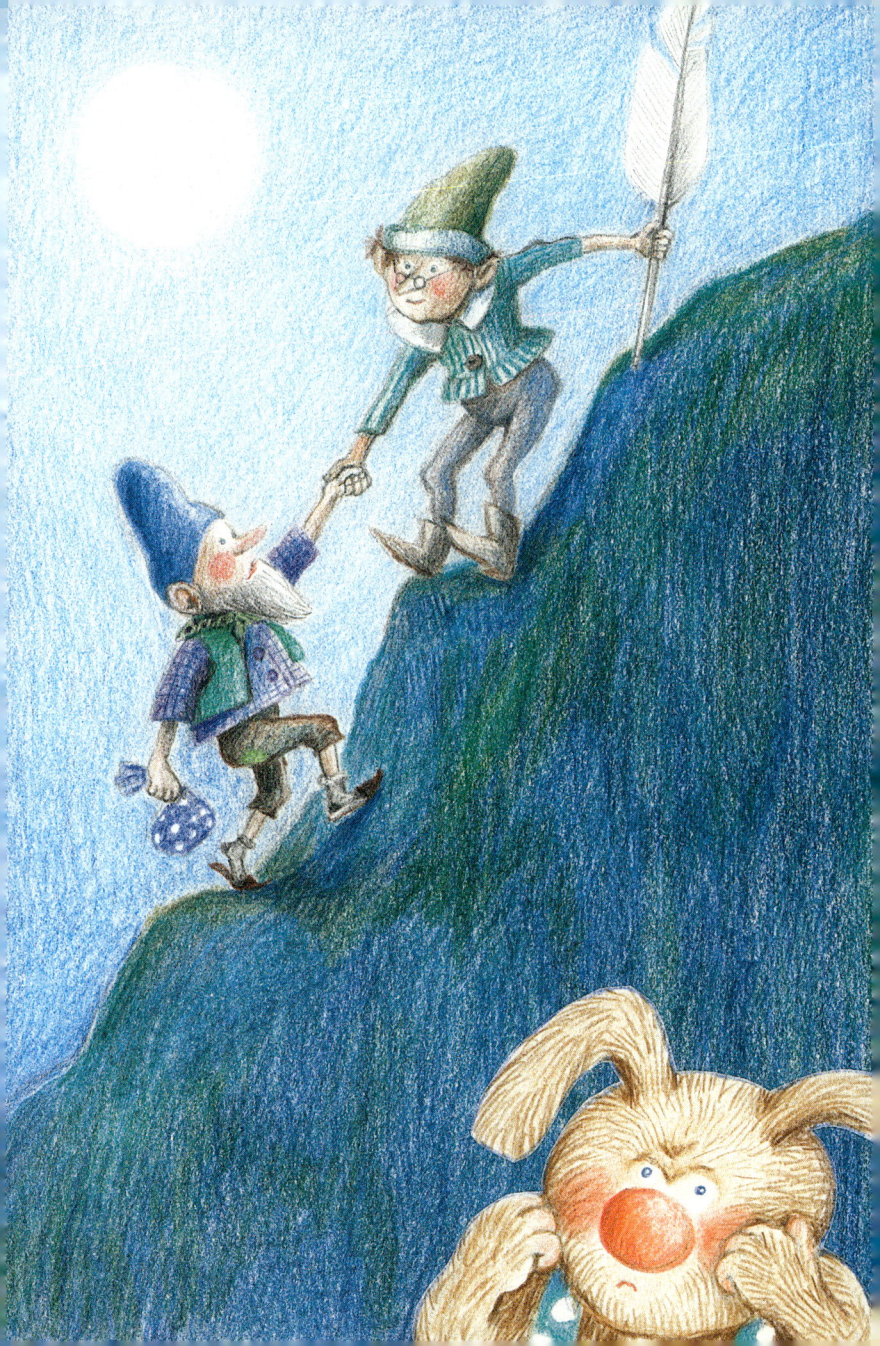

Draußen regnet es. Wolpi patscht in die Pfützen, daß es spritzt. Plitsch, platsch. Auch die Schnecke ist unterwegs. Sie kriecht mit ihrem Haus durch das nasse Gras und bewegt sich unendlich langsam. Wolpi stellt sich vor, wie er so ein Häuslein tragen würde, bestimmt sehr viel flotter.

> **Ei, wie langsam, ei, wie langsam**
> **kommt der Schneck im Gras daher.**
> **Potz, da wollt ich anders laufen,**
> **wenn ich so ein Schnecklein wär.**

Die Schnecke tastet vorsichtig mit den Fühlern und meint: »Immer mit der Ruhe, lieber Freund. Wir Schnecken bewegen uns so, wie die Blumen wachsen, langsam und stetig. Gestern warst du noch ein Baby, heute bist du schon groß. Schau, wie deine Haare wachsen. Horch, wie deine Fingernägel wachsen. Spür, wie dein Fuß wächst. Langsam. Allmählich. Noch paßt er in den Schuh. Und auf einmal ist der Schuh zu klein.« Die Schnecke kriecht gemächlich vorbei an Wolpis Fuß vom großen Zeh bis zur Ferse.

> **Ei, wie langsam, ei, wie langsam**
> **kommt der Schneck von seinem Fleck.**
> **Sieben lange Tage braucht er**
> **von dem einen Eck ins andere Eck.**

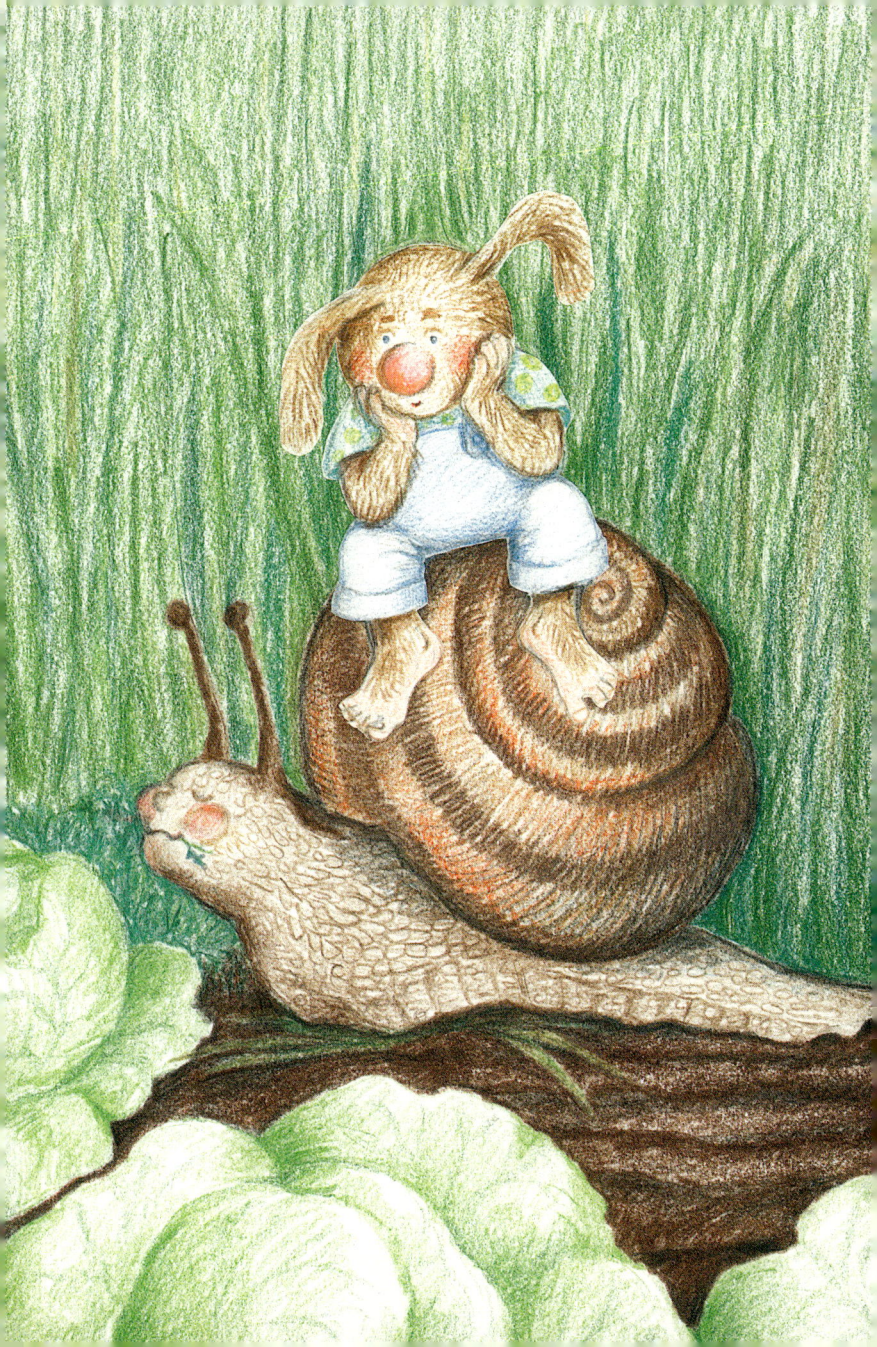

»Und meine Ohren, werden die auch immer länger?« »Aber ja«, erwidert die Schnecke freundlich. O je. Wolpi malt sich aus, wie seine Ohren immer größer werden. Er hört im Geiste die neckenden Rufe: »Langohr! Langohr!« Wolpi schneidet eine ganz greuliche Grimasse. Dann reißt er eine Rute ab und peitscht die Gräser, bis sie geknickt umsinken. Ein buntschillernder Käfer fällt vor ihm zu Boden. Regungslos liegt er auf dem Rücken. Hat ihn die Rute getroffen? »Geschieht dir recht, alter Schädling«, knurrt Wolpi. Er kitzelt den Käfer mit dem Stock. Aber der rührt sich nicht. Traurig läuft Wolpi zum See. Die Weide läßt ihre Zweige im Wasser treiben. Der Wind spielt mit ihren Blättern. Wie fest sie steht.

**Fegt der Sturm durch das Geäst,
doch mein Bäumlein, das steht fest.**

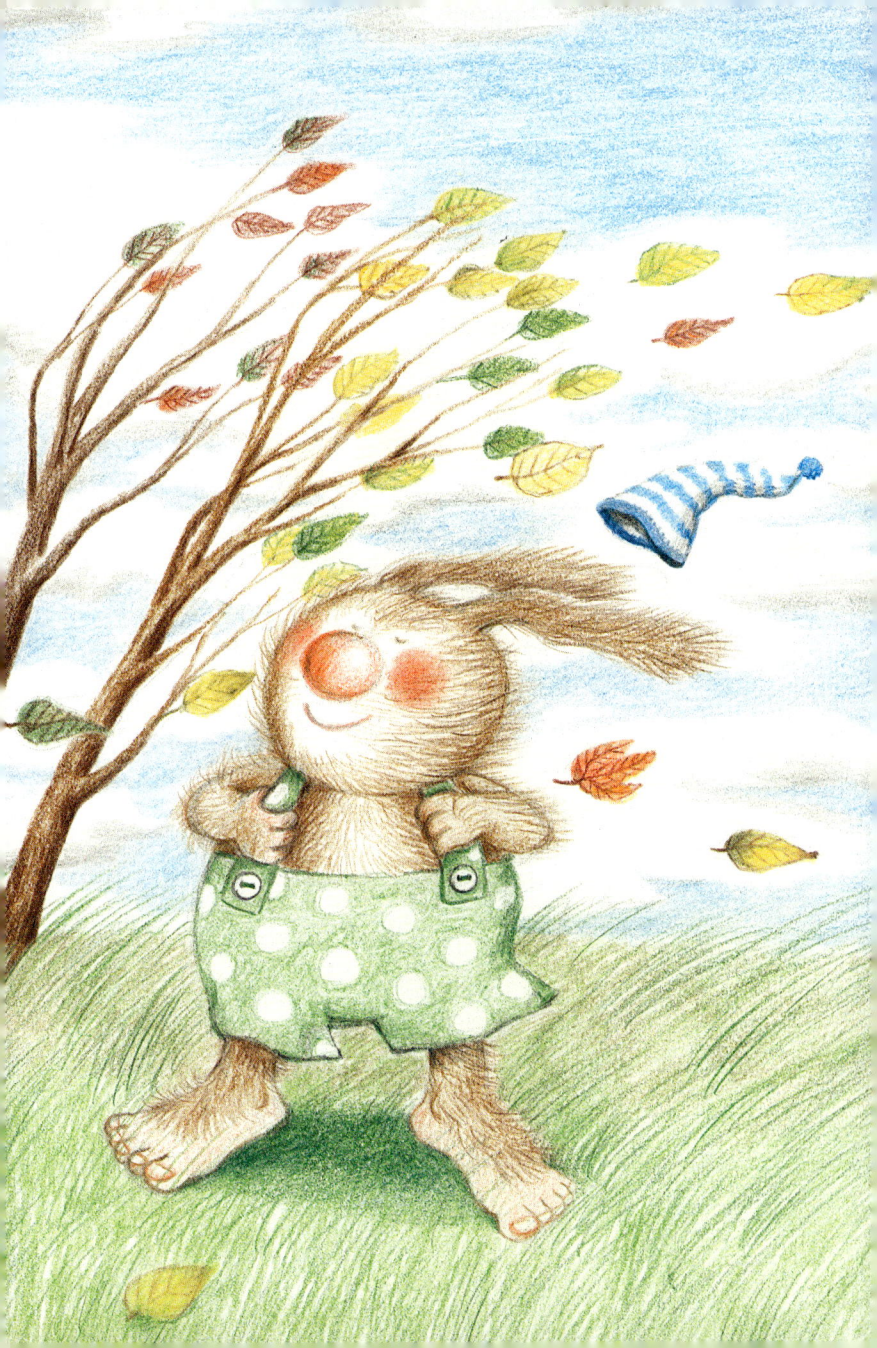

Wolpi schwingt sich auf den Weidenast und schaukelt mit dem Wind hin und her. Oh, macht das Schaukeln Spaß. Immer höher schaukelt Wolpi, immer wilder wippt der Weidenast, wie ein feuriges Pferd, das im Galopp über die Felder sprengt.

> **Hopp, hopp, hopp!**
> **Pferdchen, lauf Galopp.**
> **Über Stock und über Stein,**
> **Pferdchen, brich dir ja kein Bein.**
> **Hopp, hopp, hopp!**
> **Pferdchen, lauf Galopp.**

Noch ein kühner Schwung, ein weiter Sprung, und das Pferd wirft den wilden Reiter ab. Unsanft landet Wolpi auf dem Boden. Er reibt sich die schmerzenden Stellen und hält sich den Kopf. Da ist ihm, als würde es aus der Weide wispern. Kam's aus dem Nest dort oben? »Heile, heile Segen«. Es ist ihm, als spüre er die tröstenden Hände seiner Mama. Und es wird ihm warm ums Herz.

> **Heile, heile Segen,**
> **drei Tage Regen,**
> **drei Tage Sonnenschein,**
> **wird's schon wieder heile sein.**

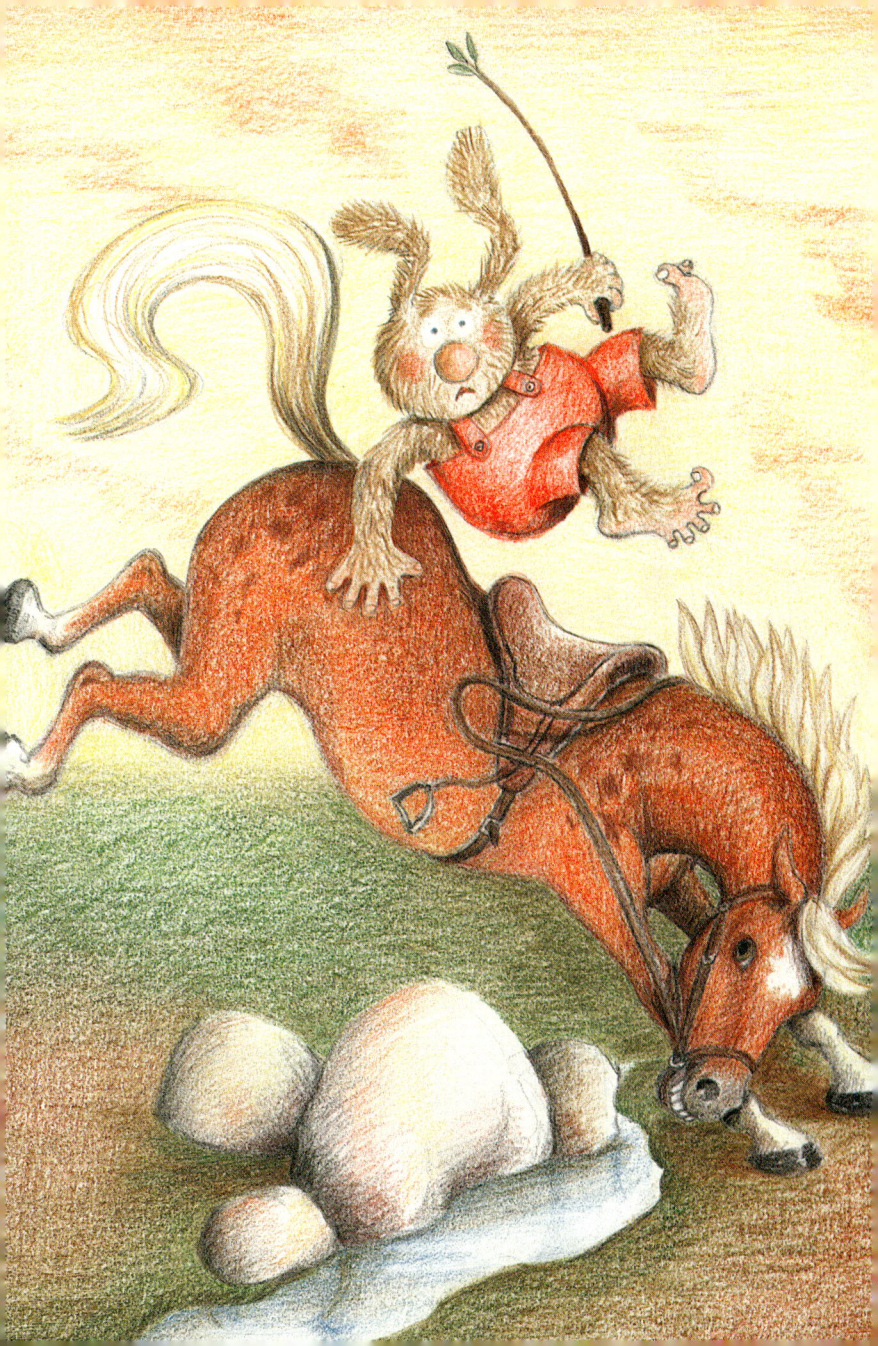

Aus der Weide steigt ein großer Vogel auf. Wolpi folgt ihm mit den Augen hoch hinauf, bis er die Wolken erreicht hat. Wäre das schön, mit Falkenaugen zu sehen.

**Ich schaue hin, ich schaue her,
wünscht, daß ich ein Vogel wär.
Segle über Wald und Fluren,
zieh in Wolken meine Spuren.**

Wolpi breitet seine Arme aus. Sind sie nicht wie Schwingen? Mit weit ausgebreiteten Schwingen segelt er über die Wiese. Herrlich, frei und kühn. Nichts entgeht seinem scharfen Blick.

**Haaaaa. Ich bin kühn!
Ich bin frei!!
Ich bin gefährlich!!!**

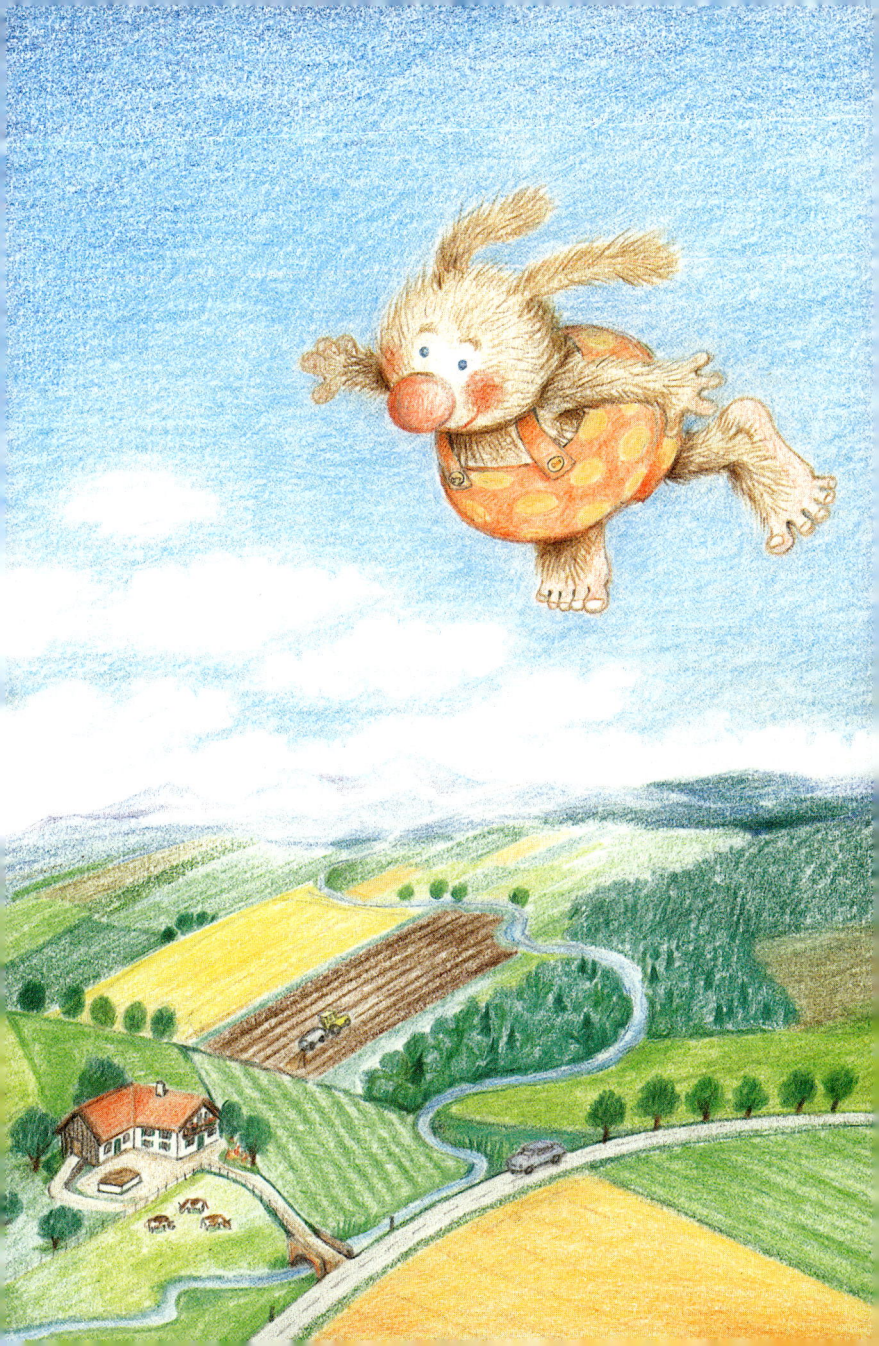

Rundum erzittert alles vor Schrecken, versteckt sich, duckt sich, flieht. Ein neugieriges Häschen hoppelt schnell davon. Eine Maus saust in ihr Loch. Wolpi schneidet eine ganz greuliche Grimasse. »Kommt her, ihr Feiglinge!«

Hallo! Halloooo! Haaallloooooo!

Keine Antwort. Nur das Echo des nahen Waldes wirft seinen Ruf zurück. Alle fürchten sich. In diesem Moment ertönt hinter ihm ein lautes Gebell. Wolpi fällt vor Schreck auf den Hosenboden und bleibt wie gelähmt im Gras sitzen. Ein Hund kommt dicht an Wolpi heran und fängt an, ihn von vorn bis hinten und von oben bis unten zu beschnuppern.

**Schnüff. Schnüffff. Schnüfffffffff.
Schnüffüffüffüff. Schnüff.**

»Schnüff, dich mag ich. Das kann ich riechen. Auf meine Nase ist Verlaß. Und lange Ohren hast du auch wie ich«, brummt der Hund. Jetzt erst bemerkt Wolpi die Hängeohren des Hundes. »Du hast ja auch furchtbar lange Ohren. Wie schade.« »Wie schade? Man hat uns Hunden oft schon die Ohren kurz geschnitten. Früher war das Mode. Doch ich bin, wie ich bin. Und so, wie ich bin, ist es schön.«

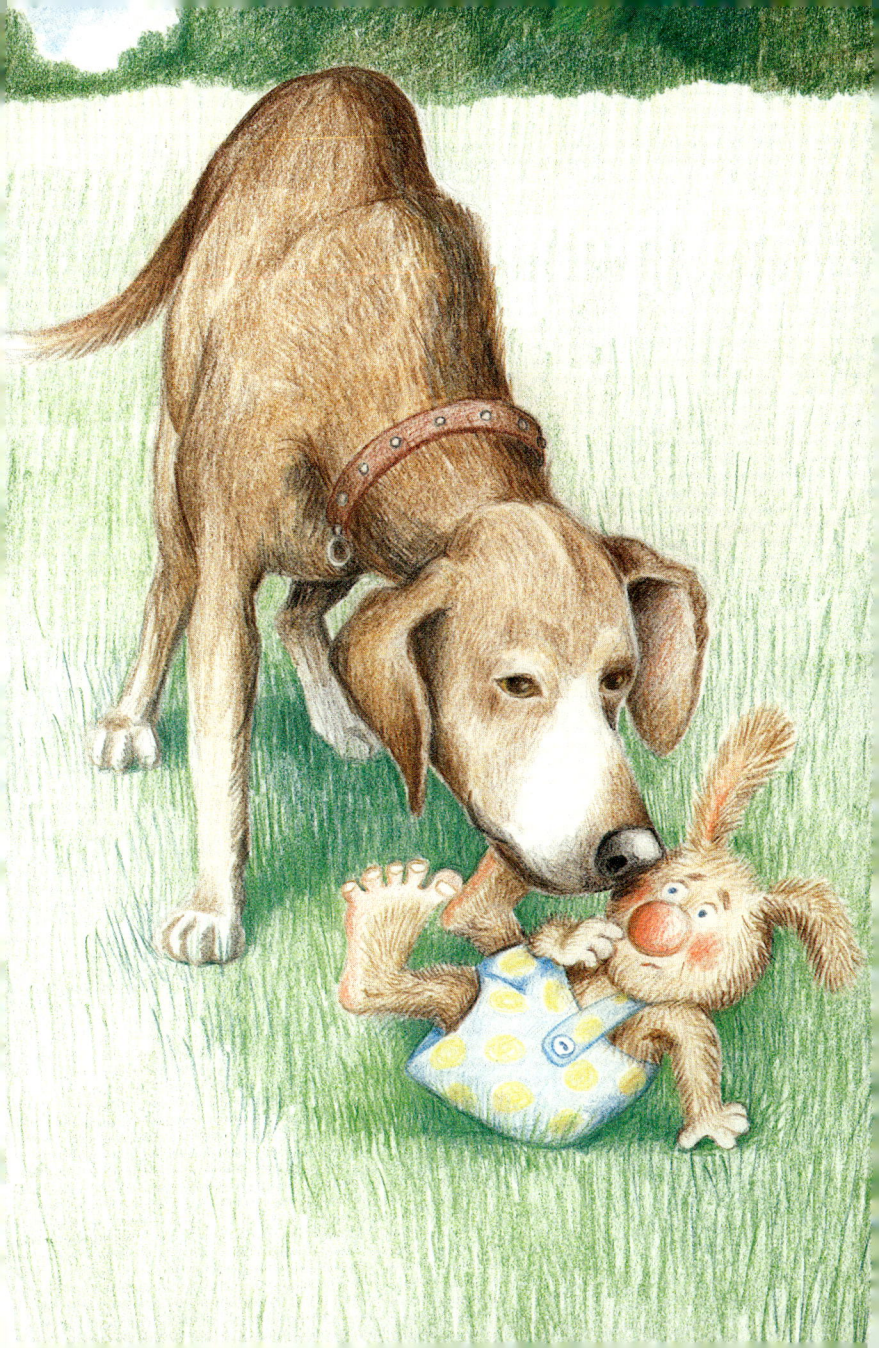

Ich bin, wie ich bin.

Die Worte klingen wunderbar in Wolpis Ohren. »Aber niemand findet meine langen Ohren schön«, klagt Wolpi. »Darum bin ich von daheim weggelaufen.« Der Hund schüttelt sich. »Weglaufen!« bellt er. »Nein. Bleib da!«

**Fegt der Sturm in das Geäst,
doch mein Bäumlein, das steht fest.**

Wolpi stellt sich tapfer vor den Hund. Der springt nach vorn und bellt. Vor Schreck fällt Wolpi hin. »Das kommt vor. Steh auf. Sag: Ich.« »Ich. Ich bin Wolpi. Wolpi mit den großen Füßen.« »Gut so!« sagt der Hund. »Noch lauter.«

»Ich. Ich bin Wolpi. Wolpi mit den großen Füßen und den langen Ohren.« Wieder macht der Hund einen Satz nach vorn und bellt. Doch diesmal steht Wolpi fest, wie die Weide im Wind.

**Meine Wurzeln sind tief
in der Erde, tief und fest.**

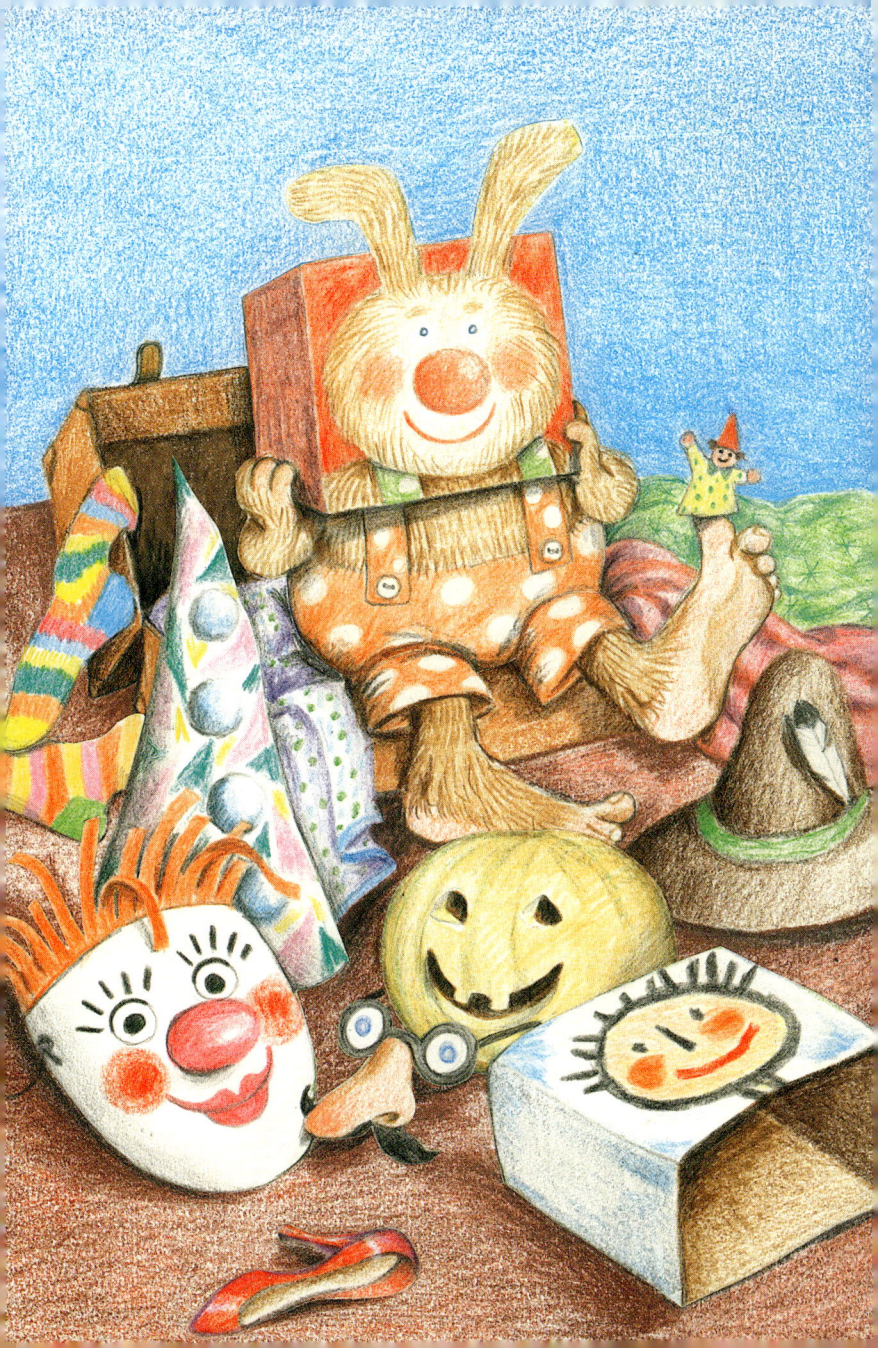

Die Sonne geht gerade unter, da kommen sie vor Wolpis Haus an. »Auf Wiedersehen, Wolpi«, sagt der Hund und wedelt mit dem Schwanz. »Auf Wiedersehen, Hund«, verabschiedet sich Wolpi von seinem neuen Freund. Wolpi öffnet die Türe – alle Blicke richten sich auf ihn. Erleichtert, neugierig und erfreut. »Ich bin es. Ich, Wolpi mit den langen Ohren.« Und Wolpi steht da, fest wie die Weide im Wind. Der Opa bekommt ganz große Augen. Die Mama drückt ihn froh ans Herz und gibt ihm ein Bussi aufs Ohr. Sie strahlt: »Zur Feier des Tages backen wir einen Kuchen. Für Wolpi mit den großen Füßen und den großen Ohren.«

> **Backe, backe Kuchen.**
> **Der Bäcker hat gerufen.**
> **Wer will guten Kuchen backen,**
> **der muß haben sieben Sachen.**
> **Eier und Schmalz, Zucker und Salz,**
> **Milch und Mehl,**
> **Safran macht den Kuchen gel.**
> **Schieb, schieb in den Ofen rein.**

Das ist ein Freudenfest! Alle sind selig. Nur der Großvater brummelt einmal: »Noch nie hatte jemand in der Familie lange Ohren.« Doch Wolpi tanzt um den Tisch und springt über die Stühle: »Ich. Ich bin Wolpi mit den großen Füßen und den langen Ohren!« singt er.

> **Da rasselt der Kessel,**
> **da klappert der Topp.**
> **Da tanzen die Mäuse**
> **reihum im Galopp.**

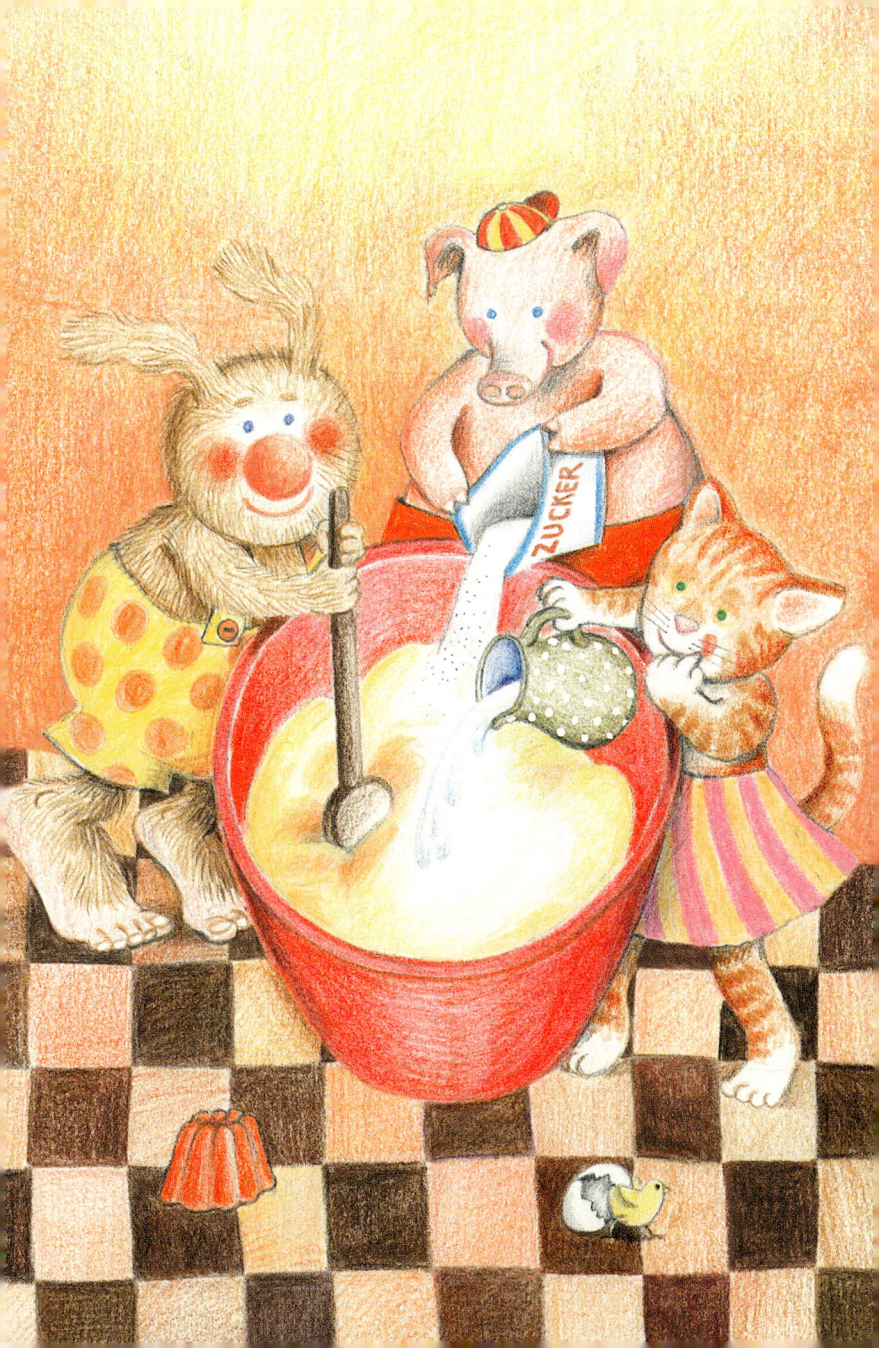

Taumelig vom Tanzen sinkt Wolpi aufs Bett. Er schmiegt sich seufzend in seine Daunenkissenkutsche. Und seine Wolkenpferde tragen ihn bis zum Mond, bis zu den Sternen und viel weiter. Vom Abendhimmel winken ihm wunderliche Wesen zu, verwandeln sich, werden riesig und wieder winzig mit winzigen Füßen und riesigen Ohren, mit riesigen Füßen und winzigen Ohren. Er möchte rufen: »Hallo Schnecke, hallo Hund. Seid Ihr's? Kommt mit, meine Freunde.«
Von ferne klingt noch die Stimme von Mama an sein Ohr. Sie sitzt am Bett und streichelt Wolpis Rücken. Dabei summt sie sein Lieblingsschlaflied.

Leise, Peterle, leise,
der Mond geht auf die Reise;
er hat sein weißes Pferd gezäumt,
das geht so still, als ob es träumt.
Leise, Peterle, leise.

Stille, Peterle, stille.
Der Mond hat eine Brille;
ein graues Wölkchen schob sich vor,
das sitzt ihm grad auf Nas' und Ohr.
Stille, Peterle, stille.

Träume, Peterle, träume.
Der Mond guckt durch die Bäume.
Ich glaube gar, jetzt bleibt er stehn,
um Peterle im Schlaf zu sehn –
träume, Peterle, träume.

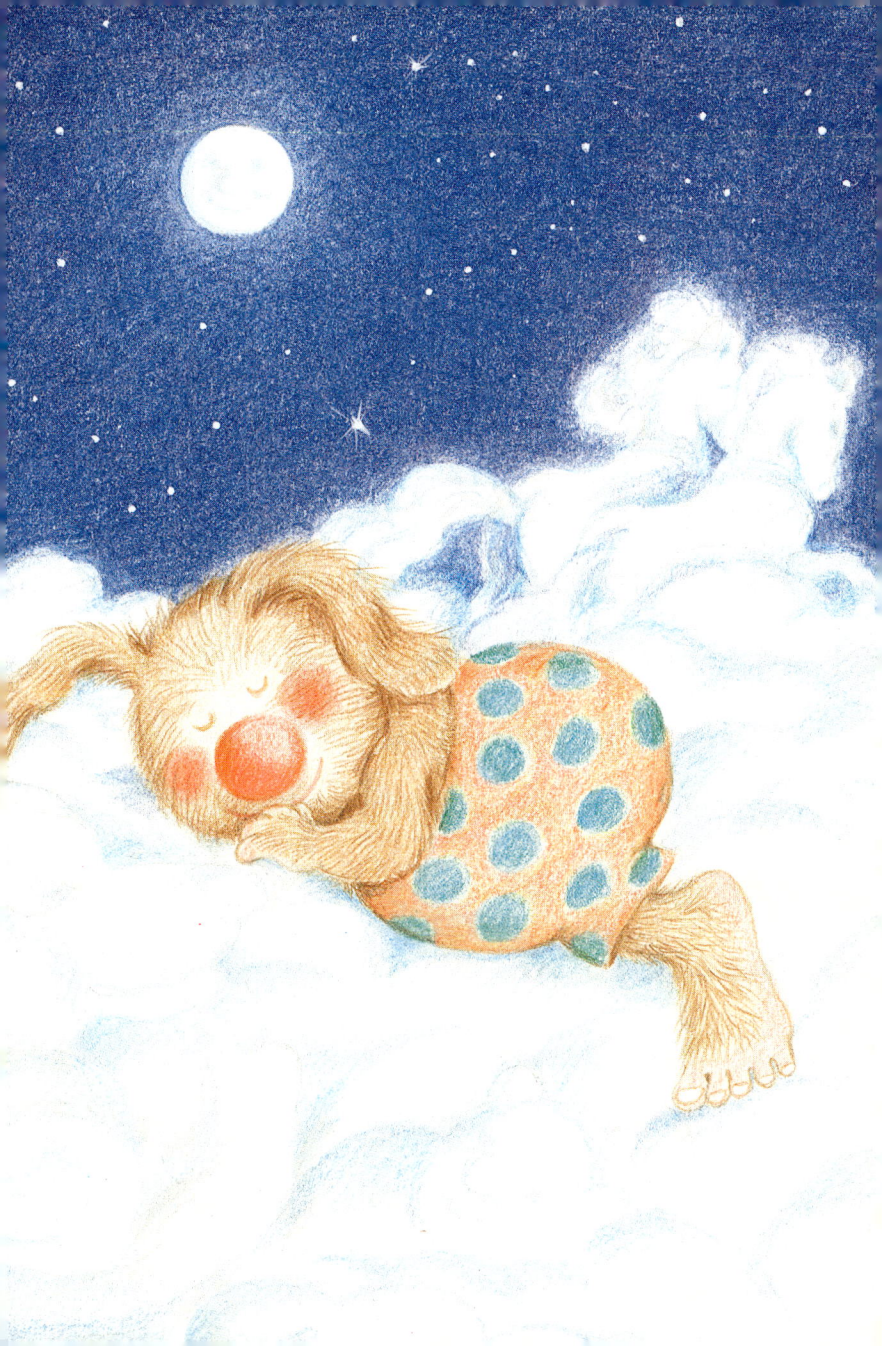

Ein Wort an die Eltern

Dieses Büchlein dient dazu, Ihr Kind auf eine ihm gemäße Weise an die Massagen und Spiele heranzuführen. Es erzählt die Geschichte von Wolpi. Eingeflochten in die Geschichte sind altbekannte Kinderreime. Jeder Reim bietet die Möglichkeit, mit Ihrem Kind eine Massage oder ein Spiel durchzuführen. Die erste Zeile eines Reims finden Sie in der Übersicht der Massagen und Spiele in dem Elternbuch wieder. Diese Übersicht führt Sie zu der Anleitung der jeweiligen Massage oder des Spiels. Lesen Sie die Wolpi- Geschichte also zunächst einmal alleine durch und machen Sie sich mit den Massagen vertraut, zu denen die Wolpi-Geschichte einlädt.
Ich wünsche Ihrem Kind und Ihnen viel Freude.

Barbara Wanderer

Barbara Wanderer
Heile, heile Segen

Barbara Wanderer

Heile, heile Segen

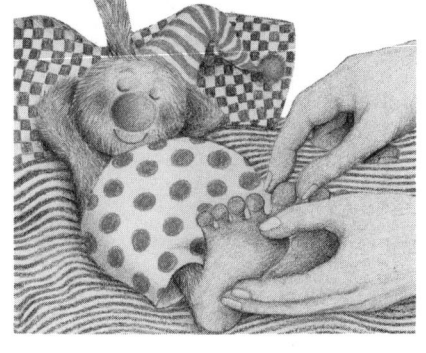

Massagen für Ihr Kind

Mit Illustrationen
von Lydia Di Bernardo

Kösel

ISBN 3-466-30386-9
© 1995 by Kösel-Verlag GmbH & Co., München
Printed in Germany. Alle Rechte vorbehalten
Druck und Bindung: Kösel, Kempten
Umschlag: Elisabeth Petersen, Glonn
Umschlagmotiv: Lydia Di Bernardo, Hohenschäftlarn

1 2 3 4 5 · 99 98 97 96 95

Inhalt

Vorwort 9

Heile, heile Segen – über Berührung, Heilesein, Gesundheit 11

Heilesein – was ist das? 12
Sanfte Medizin 14
Ganzheitliche Heilmethoden 15
Heile-Segen-Massagen für Kinder 17

Vorbereitung auf die Praxis 19

Über das Massieren 19
    Eigenes Heilpotential entwickeln 19
    Jeder Mensch kann massieren 20
    Dialog ohne Sprache 20
    Entspannung ist Voraussetzung für Heilkraft 21

Vorübungen für die Eltern 22
    Wie reagiert das Kind auf Berührung und Nähe? 22
    Gute Körpererfahrungen der Eltern nützen dem Kind 24
    Einfache Übungen zur Entspannung 25
    Gelassenheit in einer »unstimmigen« Beziehung 27

Übung der Massagetechniken 29
    Druckstärke, Körperstrukturen, »Wohlschmerz« 29
    Die Wirkung Ihrer Hände 31
    Jede Berührung ist individuell 32
    Richtiges Einschätzen der eigenen Fähigkeiten 33

Auswahl der Massage 34
    Heilmassage für gesunde Kinder 34
    Heilmassage für kranke Kinder 35

Gemeinsame Vorbereitung von Eltern und Kind 36
    Sorgen Sie zuerst für sich selbst 36
    Bild und Reim als Brücke zur Massage 37

Übersicht der Heilmassagen und Spiele 38

Die Heile-Segen-Massagen und Spiele 41

Fußreflexzonen-Massage 41
    Die Wirkweise der Fußreflexzonen-Massage 41
    Fußreflexzonen-Massage für Kinder 42
    Die Einteilung der Reflexzonen 44
    Massagegriffe 44
    Die Druckstärke 45
    Dauer und Häufigkeit der Massagen 46
    Mögliche Wirkungen einer Massage 46

Die Massagen und Spiele 49
    Das ist der große Zeh 49
    Himpelchen und Pimpelchen 51
    Eine alte dicke Ente 54
    Alle meine Entchen 55
    Hopp, hopp, hopp, Pferdchen lauf Galopp 57
    Hoppe, hoppe Reiter 58
    Morgens früh um sechs 60

Körperpsychotherapie 64
    Über den Körper die Seele berühren 64
    Kurze Geschichte der Körperpsychotherapie 65
    Die Atmung als Ventil und Gefühlsbarometer 65

Der Schutzwall – Maske und Schatten	66
Körperpsychotherapie für Kinder	67

Die Massagen und Spiele 69
Ei, wie langsam kommt der Schneck	69
Schaukellied	71
Haaaaaa	73
Halloooo	74
Mein Häuschen ist nicht grade	75
Uuuuaaaaaa	76
Ich bin, wie ich bin	77
Knurrrrr	78
Mag ich nicht!	80
Wie reiten denn die Damen?	82
Maus, Maus, komm heraus	83
Da kommt eine Maus	84
Da rasselt der Kessel	85
Er kann jeden Zeh bewegen	86
Schnüff	87

Qi Gong 88
Was ist Qi Gong?	88
Kurze Geschichte des Qi Gong	88
Qi – die Lebensenergie	89
Das Qi wahrnehmen	90
Arbeit mit dem Qi	91
Qi Gong für Kinder	92

Die Massagen und Spiele 94
Sieh das Unsichtbare	94
Ich schaue hin, ich schaue her	95
Schmatz	98
Fegt der Sturm durch das Geäst	100
Meine Wurzeln sind tief in der Erde	101

Biodynamische Massage 104
    Der Bauch hilft, Gefühle zu verarbeiten 104
    Mit dem Stethoskop die Seele hören 104
    Stummer Dialog zwischen Hand und Herz 105
    Selbsthilfe und Selbstregulation 105
    Befreiung durch Lust 106

Die Massagen und Spiele 107
    Kribble mich, kraule mich 107
    Heile, heile Segen 109
    Backe, backe Kuchen 111
    Leise, Peterle, leise 113

Die pränatale (metamorphische) Therapie 115
    Praxis der Behandlung 116

Die Massage 118
    Ei, wie langsam 118

Kinesiologie 121
    Die rechte und die linke Gehirnhälfte 122

Die Massagen und Spiele 123
    Zwicke zwacke in die Backe 123
    Kommt ein Mäuslein 125

Ein Wort zum Schluß 126

Dank 127

Literaturempfehlungen 128

Vorwort

Ich sitze im Keller am Computer und schreibe und fröstele. Da fällt ein Sonnenstrahl in meine Arbeitshöhle. Es ist einer der ersten warmen Frühlingstage. Ich gehe hinauf in den Garten und sehe, daß die Krokusse auf der Wiese strahlen – eine gelb-lila farbene Pracht. In mir steigen Erinnerungen auf von einem Spaziergang an der Hand von Onkel und Tante. Der Osterhase hatte für uns Kinder wunderbarerweise strahlend bunte Eier auf die duftenden Kiefernadeln gelegt. Während mein Blick auf die Krokusse fällt, empfinde ich das Entzücken des Kindes in mir. Mit dem Lila und dem Gelb der Krokusse tauchen die freudigen Gefühle auf, und in gelöster Heiterkeit gehe ich zurück in meine Arbeitshöhle. Berührt durch die Eindrücke, durch die Erinnerungen ist mir wieder warm geworden – meine Lebenskraft ist zurückgekehrt. Die Hände, die mich damals hinführten zu den wunderbar bunten Eiern, halten und wärmen mich auch heute noch, nach so vielen Jahren.
Wir alle schöpfen einen großen Teil unserer Lebenskraft über die Erinnerung und Vorstellungskraft aus dem Brunnen, der durch liebevollen Kontakt geschaffen wurde.
Als Eltern ist es jetzt an Ihnen, Ihrem Kind derartige Erinnerungen an liebevollen Kontakt zu ermöglichen, die es sein Leben lang begleiten werden. Das ist der einfache Sinn dieses Buches. Sie begleiten Ihr Kind in seiner Entwicklung und entwickeln sich dabei selbst. Gute Erfahrungen der Eltern sind letztlich auch gute Erfahrungen des Kindes. Eltern, die sich aufopfern, wecken Schuldgefühle in ihrem Kind. Eltern, die auch auf die eigene Zufriedenheit bedacht sind, ebnen ihrem Kind den Weg zu einem erfüllten Leben. Das Wesentliche von der Lebenskunst der Eltern erfährt das Kind dabei nicht über die Sprache, sondern über die unausgesprochenen Informationen – über Beziehung und Berührung.
Mit Hilfe der in diesem Buch vorgestellten Massagen und Spiele können Sie Ihr Kind dabei unterstützen, seine Entwicklungsschritte leichter zu gehen. Sie helfen ihm, schwierige Situationen besser zu bewältigen, und fördern es in der Entwick-

lung seiner Fähigkeiten, seines Vertrauens in sich selbst und seiner Offenheit im Umgang mit anderen.

Sie finden in diesem Buch zahlreiche Kommentare, Erklärungen und Anweisungen. Doch all dies kann für Sie nur dann von Nutzen sein, wenn Sie sich nicht unter den Druck setzen lassen, alles »richtig« zu machen. Es wird Ihnen gelingen, wenn Sie sich entspannen, das Gelesene im Vertrauen auf sich selbst und nach Ihren eigenen und den Bedürfnissen Ihres Kindes zu gestalten.

Heile, heile Segen –
über Berührung, Heilesein, Gesundheit

> Heile, heile Segen,
> drei Tage Regen,
> drei Tage Sonnenschein,
> wird's schon wieder heile sein.

Das Verslein hat viele Menschen durch die Kindheit begleitet. Es drückt schlicht und weise aus, was man braucht, wenn etwas weh tut: Jemanden, der da ist und wahrnimmt, daß es schmerzt, der mitfühlt, der die schmerzende Stelle berührt, der akzeptiert und tröstet, der aufmerksam macht, daß man etwas Geduld braucht, bis nach Regen wieder Sonnenschein folgt – jemanden, der den Blick auf das Heilsein lenkt, das auf wunderbare Weise geschieht, wenn der Körper sich selbst heilt. Das Heile-Segen-Verslein wurde verbunden mit einer Art magischer Berührung, mit einer Heilbehandlung.

Berührung ist vielschichtig. Sie erfaßt nicht nur den Körper, sondern auch die Seele und den Geist. Sie erreicht mehrere Bewußtseinsschichten gleichzeitig: Sie geschieht körperlich, aber auch durch Worte, durch Klänge, Farben, Düfte und Bilder, durch Gefühle, Empfindungen, Vorstellungen und Gedanken oder durch energetische Schwingungen. Man könnte sagen, Berührung ist die Brücke, auf der heilende, aber auch schädigende Kräfte zu einem Menschen gelangen können, ihn innerlich und äußerlich umfangen.

Ein anderes Wort für Berührung könnte auch das Wort Beziehung sein. Denn die Beziehung, die wir zu uns selbst, zu einem anderen Menschen, zu einer Situation, zu einem Gegenstand oder zu unserem Kind haben, wirkt wie eine Berührung. Welche Beziehung habe ich zu meinem Kind, zu meiner Mutter, meinem Vater, zu mir selbst? Welche Qualität hat diese Beziehung? Ist sie offen, vertrauensvoll und »durchlässig« oder verschlossen, geprägt von Ängstlichkeit, Ehrgeiz und Rivalität? In welcher Art berühren wir einen Menschen, wie berührt er uns?

Es kommt also nicht nur auf Berührung an, sondern vielmehr auf die Art der Beziehung, die sich in der Berührung ausdrückt. Ist die Beziehung getrübt – durch unpassende Worte, negative Gedanken oder Gefühle, durch schrille Klänge, durch Vorbehalte oder gewaltvolle Ansprüche –, wird auch die Berührung getrübt sein und nicht die heilende Wirkung haben, die eine heile Beziehung ausüben würde. Dabei ist eine heile Beziehung nicht etwas, das man erreichen und dann für immer besitzen könnte.

Heilesein – was ist das?

Das Heilesein ist schwer zu beschreiben. Wenn etwas oder ein Mensch heil ist, bedeutet das keinen unveränderlichen Zustand. Es ist vielmehr ein dynamischer Prozeß, der alles einbezieht, was einem Menschen begegnet, ihn beeinflußt und worauf er reagiert. Und schon eine kleine Berührung – die Berührung eines liebevollen Menschen; ein Gedanke, der uns plötzlich wieder Kraft gibt; eine Situation, in der wir uns wohlfühlen, die uns vielleicht an ein vergangenes schönes Erlebnis erinnert – kann einen Menschen wieder heil machen. Aber er sollte auf sein Heilesein in diesem Augenblick achten und versuchen, es ganzheitlich wahrzunehmen, es mit Geist, Seele und Körper zu spüren.
Die Feinheit der Lebensprozesse trägt uns in Wirklichkeit unaufhörlich zwischen Wohlbefinden und Mißbehagen hin und her. Es scheint allerdings, als hätten wir nicht gelernt, dieses Geschehen wahrzunehmen – sonst könnten wir es beispielsweise sprachlich klarer ausdrücken. Die Eskimos haben etwa 30 verschiedene Bezeichnungen für »Schnee«; er ist für sie ein wichtiger Bestandteil ihrer Lebenserfahrung. Die Eskimos leben nicht nur körperlich im Schnee, sondern auch geistig-seelisch. Wir aber leben nicht in unserem Heilesein. Ich frage meine Patienten: Wie fühlt sich dein Körper an? Viele Befragten antworten dann: gut oder normal. Wenn sie sich aber »nicht gut« fühlen, drücken sie dies schon genauer aus: Die Schulter spannt, der Rücken sticht, der Zahn klopft, der Ischias schmerzt.
Offensichtlich haben wir zum Leiden eine sehr viel innigere Beziehung als zur Lust und zum Wohlbefinden, denn den Schmerz können wir besser beschreiben.

Heilesein bedeutet also wieder Ganzsein – immer wieder von neuem. Im Heilesein wirkt die feine Lebensenergie, die den Menschen ganzheitlich umfaßt. Heilesein im geistig-seelischen Bereich bedeutet, zuversichtlich sein, wach und voll Freude, zugänglich und offen anderen Menschen gegenüber. Im körperlichen Bereich bedeutet es, die Möglichkeiten des Körpers ungehindert ausschöpfen zu können.

Es ist nicht verwunderlich, daß wir mit unserem Leiden vertrauter sind, als mit unserem Wohlbefinden – nicht deshalb, weil wir soviel leiden würden: Wir sind so geprägt.

In der naturwissenschaftlich orientierten westlichen Medizin steht immer noch die Krankheit im Mittelpunkt. Die Gesundheit wird erst dann wichtig, wenn sie abhanden gekommen ist. In noch viel zu kleinem Rahmen bemühen sich die Einsichtigen unter den Medizinern, die Vorsorge, das Heilbleiben populärer zu machen.

Ich begab mich zu einer Krebs-Vorsorgeuntersuchung und bekam den Befund »negativ«, also keine Krebszellen – ich bin gesund, glücklicherweise. Warum aber nennt man ein positives Ergebnis »negativ«? Warum ist ein negativer Befund, der auf die Krankheit hinweist, »positiv«? Weil die Krankheit attraktiver ist und uns auf eine völlig verdrehte Weise eine Art Lebenssinn gibt. Wenn wir von Krankheit und Leiden hören, werden wir wach, leutselig und engagiert. Hohe Einschaltquoten erreichen jene Fernsehsendungen, in denen von Unglück, Zerstörung oder Schmerz berichtet wird. Die »objektive« Berichterstattung in den Nachrichten beschränkt sich weitgehend auf Katastrophenmeldungen.

Unsere Ärzte verstehen sehr viel von Krankheit. Sie vollbringen großartige Leistungen, wenn ein Mensch krank ist. Von Wohlbefinden, Heilesein, Gesundheit verstehen sie zu wenig.

Sanfte Medizin

Im alten China wurde ein Arzt bezahlt, solange sein »Patient« gesund war. Seine Aufgabe war es, allererste Vorboten einer Erkrankung zu erkennen und durch sanfte Regulierungen die Gesundheit zu erhalten. Wurde der Mensch krank, suchte er sich einen anderen Arzt.
Das Yin-Yang-Zeichen spiegelt eindrucksvoll die Betrachtungsweise der alten chinesischen Ärzte. Es gibt in diesem Zeichen zwei Seiten – eine helle und eine dunkle Seite. In diesen beiden Seiten drücken sich die zwei Grundqualitäten der Lebensenergie aus, der Energie, die alles im Leben hervorbringt und bestimmt. Entweder ist es hell oder dunkel. Das Wichtigste an diesen beiden Seiten ist jedoch ihre Bewegung; sie ist es, die beide Seiten miteinander verbindet. Unaufhörlich verändert sich das Dunkle zum Hellen hin und umgekehrt, das Helle zum Dunklen hin.

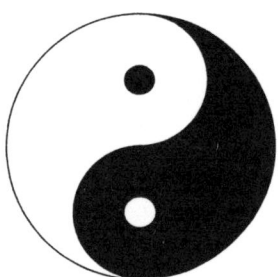

Um diese Bewegung darzustellen, bedienten sich die alten Chinesen eines einfachen graphischen Mittels: Sie gaben in das Helle auch etwas Dunkles, in das Dunkle auch etwas Helles, womit sie aber nur einen Moment in der Bewegung der Lebensenergie festhielten – den kurzen Moment der Dämmerung, bevor die Sonne am Horizont erscheint; das Aufflackern versöhnlicher Gefühle in einem heftigen Streit; die beginnende Müdigkeit am Ende eines Tages voller Aktivität und Unternehmung.
Beide Energieformen – das Helle und das Dunkle – sind gleichwertig. Der Tag ist so unentbehrlich wie die Nacht, die Frau so wichtig wie der Mann, Mißbehagen

so natürlich wie Wohlbefinden. Wenn beide Seiten nicht daran gehindert werden, immer neu ein Gleichgewicht herzustellen, ist Gesundheit gegeben. Mit anderen Worten: Gesundheit bedeutet die Fähigkeit des Organismus, in Bewegung zu bleiben – schädliche Einflüsse immer wieder auszugleichen, das Hassen ebenso zu akzeptieren wie das Lieben, Unwohlsein als Möglichkeit zu besserer Gesundheit zu verstehen, Schwäche als Voraussetzung für Stärke anzunehmen. Dabei folgt das körperliche Geschehen dem geistig-seelischen Prozeß. Die geistige Energie wirkt auf den materiellen Stoff.

In diesem Sinne trachteten die chinesischen Ärzte hauptsächlich danach, die Bewegung oder den Fluß der Lebensenergie aufrechtzuhalten und damit die Fähigkeit des Organismus, die Yin- und Yang-Energien immer wieder auszugleichen.

Die Weltgesundheits-Organisation hingegen beschreibt Gesundheit als Zustand körperlich-geistig-seelischen Wohlbefindens. Ein Zustand ist aber nichts Bleibendes, und so wären wir immer nur für einige glückliche Momente gesund.

Ganzheitliche Heilmethoden

Es gibt viele Formen des Heilens, die aus dieser an der Einheit von Geist, Seele und Körper orientierten Sichtweise, aus dem Verständnis einer alles umfassenden Lebensenergie entstanden sind. In vielen jahrtausendealten Systemen aus verschiedenen Hochkulturen der Erde arbeitet man mit der Lebensenergie. Zu ihnen zählen Qi Gong, Yoga, Akupunktur und Akupressur, Fußreflexzonen-Massage oder Reiki. Aber auch moderne westliche, körperorientierte Heilmethoden berufen sich auf das Wirken der Lebensenergie: die Vegetotherapie nach Wilhelm Reich, die Bioenergetik nach Alexander Lowen, die biodynamische Körperpsychotherapie, die psychoorganische Analyse oder die metamorphische Massage.

In der schulmedizinischen Fachsprache nennt man Behandlungen mit diesen Methoden »Placebo-Behandlung«. Ein Placebo ist eine in den Augen des Patienten wirksame Medizin, in der Wirklichkeit des Naturwissenschaftlers aber besteht sie aus einer für den angestrebten Heilzweck unwirksamen Substanz. In der verabreichten Medizin wirkt ein »Nichts«. Aber da dieses Nichts – die Lebensenergie – doch wirkt, spricht der Naturwissenschaftler von der positiven Einstellung des Patienten, von Selbsthypnose, Autosuggestion oder Einbildung, die letztlich zum Gesundwerden führt. Unrecht hat der Naturwissenschaftler damit aber nicht, denn aus ganzheitlicher Sicht gehört zum Gesundwerden tatsächlich auch eine positive Einstellung. Zudem gibt es unzählige Berichte über kranke Menschen, die durch ihre Einbildung, durch die heilenden Kräfte ihrer Seele wieder gesund wurden.

Obwohl diese Zusammenhänge schon wissenschaftlich nachgewiesen sind, werden sie von den Schulmedizinern kaum beachtet. Schon vor 20 Jahren wurde der positive Effekt der Körperberührung als Therapiemöglichkeit bestätigt. Man ging von der Annahme aus, daß der menschliche Körper von einem energetischen Feld umgeben ist, das man »bioplasmisches Feld« nannte. In Versuchsreihen wurde dargestellt, daß die Selbstheilungskräfte kranker Menschen mobilisiert werden, wenn jemand dieses Feld berührt. Man konnte nachweisen, daß sich durch Handauflegen die Hämatokritwerte und die Hirnstromkurve verändern.

Das »Rückenkraulen« beispielsweise hat nach einer Studie von Dorothea Strecke erheblichen Einfluß auf verschiedene Körperfunktionen. In dieser Studie wurden unter anderem die Zusammenhänge zwischen Körperberührung und Kreislauf untersucht. Den Patienten einer kardiologischen Intensivstation wurde, nachdem man sie zuvor in eine sitzende Position gebracht hatte, eine fünfminütige Rückenmassage gegeben. Das Ergebnis war, daß sowohl die Pulsfrequenz als auch der Blutdruck während der Massage abfielen und dauerhaft niedriger blieben als zuvor, trotz eines leichten Ansteigens nach der Massage.

Wenn man weiß, daß etwas wirkt, aber nicht weiß, wodurch es wirkt, spricht man von Erfahrungsmedizin. Zu dieser Gruppe von Heilmethoden, deren Wirkung nachweisbar, deren wirkende Substanz aber nicht wissenschaftlich analysierbar ist, zählen die Heile-Segen-Massagen, die in diesem Buch vorgestellt werden. In diesen Heilmassagen steht ein der chinesischen Auffassung von Gesundheit ähnliches Denkmodell Pate.

Wenn Behandler und Behandelter dafür offen sind, verbünden und durchdringen sich in der Massage die Lebensenergien der Beteiligten, und es kommt zu einem heilenden Energieausgleich sowohl auf geistig-seelischer als auch auf körperlicher Ebene. Der Prozeß, der uns unentwegt zwischen gesund und krank hin- und herbewegt, kommt dabei klarer zu Bewußtsein. Alle Empfindungen, Gedanken und Gefühle werden mit gesteigerter innerer Achtsamkeit wahrgenommen und zugelassen. Wenn die Empfindungen sich ausdehnen und den ganzen Körper durchfluten können, kehrt auch die Lebenskraft zurück und damit die Fähigkeit zum Gesundwerden.

Heile-Segen-Massagen für Kinder

Bisher war von den Kindern, für die meine Massagen gedacht sind, noch gar nicht die Rede. Für sie gilt jedoch das bisher über die Lebensenergie, über Berührung und Heilsein Gesagte in besonderem Maße. Ich möchte jetzt zwar nicht das bekannte, romantisch verzerrte Loblied auf die Spontaneität und Unbeschwertheit, die Sorglosigkeit und Freude in der Kindheit anstimmen. Das wäre bei den meisten Menschen unzutreffend, denn die Kindheit bedeutete für viele die schwerste Zeit in ihrem Leben. Tatsächlich aber sind Kinder durch ihre Unerfahrenheit im positiven Sinne, durch ihr geringes Lebensalter, ihr noch wenig festes Eingebundensein in das gesellschaftliche Gefüge unbeschadeter von schlechten Erfahrungen, von Narben, die das Leben hinterläßt. Sie sind dadurch empfindsamer, offener und aufnahmebereiter für die feinen Regulationen durch Heilmethoden, die mit der Lebensenergie arbeiten. Diese Methoden wirken bei Kindern oft schneller und erfolgreicher als bei manchem Erwachsenen, der gleichsam von einer dicken Schicht aus Sorge, Ängstlichkeit oder Ehrgeiz und Verschlossenheit überzogen ist – zu schweigen von den Folgen einer ungesunden Lebensweise. Statt Kindern also die eigenen Blockaden im Fluß der Lebensenergie zu übertragen, sollten wir Erwachsenen lieber mit ihnen zusammen lernen, wie wir unsere natürliche Beweglichkeit und Offenheit, unser Vertrauen in das Leben erhalten können.
Natürlich lernen die Kinder von uns Erwachsenen. Doch wir können ebensogut von ihnen lernen, wenn wir bereit sind, ihre Hilfe zu erkennen und anzunehmen. Wir können von Kindern lernen, uns fallenzulassen, einmal die Kontrolle zu verlieren, grundlos laut zu sein, uns spielerisch zu konzentrieren, ohne ein bestimmtes Ergebnis zu erwarten, zärtlich, sanft zu sein oder wild und verwegen.

Wir können von ihnen lernen, unsere Empfindungen zuzulassen und uns tief zu entspannen.

All dies gelingt jedoch nur in der wechselseitigen Beziehung, die wir zu dem Kind haben und die es zu uns hat. Es kann sich nur dann wirklich fallenlassen, wenn wir uns wirklich fallenlassen, sich nur dann besser konzentrieren, wenn wir uns konzentrieren, sich nur dann voll entspannen, wenn wir uns ebenfalls entspannen. Nur in der Beziehung, in der einer dem anderen einem Schatten gleich folgt, können sich die Lebensenergien gegenseitig durchdringen und verbünden. Nur so kann sich Heilkraft nach und nach entwickeln.

Und so wird das Kind lernen zu vertrauen, daß immer jemand da ist, der wahrnimmt, annimmt und tröstet, wenn es schmerzt, der die schmerzende Stelle berührt und darauf hinweist, daß es eine Weile Geduld braucht, bis nach Regen wieder Sonnenschein folgt.

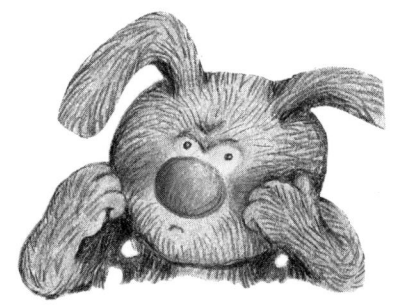

Vorbereitung auf die Praxis

Über das Massieren

Die folgenden Erläuterungen sind wichtig, damit Sie Massagen mit Ihrem Kind erfolgreich durchführen können. Lesen Sie sie bitte aufmerksam durch, bevor Sie Ihr Kind massieren. Es geht allerdings dabei nicht darum, daß Sie sich lehrbuchartig an Empfehlungen oder Hinweise halten. Versuchen Sie vielmehr, schon beim Lesen ein Gefühl dafür zu entwickeln, was es mit dem Massieren auf sich hat.

Eigenes Heilpotential entwickeln

Heilpotential entwickeln wir, wenn wir durchlässiger werden für das Fließen der Lebensenergie. Je weniger Blockaden in unserem Geist (starre Erwartungen, Forderungen oder Ansprüche), in unserer Seele (Gefühle von Wut, Ärger, Beleidigtsein oder Angst) oder in unserem Körper (Verspannungen, Nervosität, Hitze- oder Kältegefühle) vorhanden sind, desto freier und intensiver kann uns diese Energie durchströmen. Aus ganzheitlicher Sicht ist eine körperliche Verspannung Ausdruck einer geistig-seelischen Verspannung. Der Körper bemüht sich, den besonders verletzlichen seelischen Bereich vor Schmerz zu bewahren. Wie ein selbstloser Diener schützt er uns vor dem Schmerz unangenehmer Erkenntnis, indem er sich selbst ins energetische Ungleichgewicht stürzt – er verspannt sich. Wir sind dann nicht durchlässig für die Lebenskraft. Erst wenn wir die nötigen Erkenntnisschritte getan haben, beginnen wir wieder, uns zu entspannen, und die Lebenskraft kehrt zurück. Jede schmerzliche Erfahrung, die auf allen Ebenen bewußt wird, führt zu größerer innerer Reife. Durch Gewahrsein, Selbsterfahrung, durchlebte Krisen, durch die Herausforderungen im Alltag, durch Atemübungen, Meditation oder Gebet machen wir uns auf den Weg zum eigenen Heilwerden.

Jeder Mensch kann massieren

Jeder Mensch kann Heilmassagen erlernen und anwenden. Voraussetzung dafür sind Interesse und die Bereitschaft, sich in das Massieren einzufühlen und es zu üben. Obwohl die Massagetechnik nicht kompliziert ist, brauchen Sie Übung, um wirklich frei zu werden für die Arbeit mit dem anderen.

Darüber hinaus ist wichtig, daß Sie an sich selbst arbeiten; so werden Sie eigene Probleme immer weniger auf andere übertragen. Forschen Sie selbstkritisch und geduldig nach, wie Ihre Beziehung zu Ihrem Kind, zu Ihren nahen Mitmenschen beschaffen ist und auf welche Weise Sie sie beeinflussen. Wie kommt es, daß sich andere Menschen von Ihnen immer wieder »auf die Füße getreten« fühlen? Wie kommt es, daß Sie sich von anderen verletzt fühlen? Vielleicht setzen Sie Ihren Fuß immer gerade auf die Stelle, auf die ein anderer gar nicht anders kann, als daraufzutreten. Forschen Sie nach; so werden Sie mehr und mehr die Verantwortung für sich selbst übernehmen können.

Was hat das mit Massage zu tun? Sehr viel. In jeder Arbeit mit Menschen hängt der Erfolg davon ab, ob Sie in der Lage sind, verantwortlich für sich selbst zu sein. Denn erst dann können Sie andere so sehen, wie sie sind. Im engen Kontakt mit anderen ist es besonders wichtig, entspannt, präsent und vorbehaltlos zu sein. Gerade im Kontakt mit dem eigenen Kind ist dies wichtig und schwierig zugleich. Es fällt oft nicht leicht, die eigenen Erwartungen dem Kind gegenüber loszulassen, um so in völliger Präsenz mit ihm zusammenzusein. Die Fähigkeit, mit der eigenen Energie umzugehen und sie an andere, an das Kind weiterzugeben, entwickelt sich jedoch gerade aus dieser Präsenz.

Dialog ohne Sprache

Die Sinne, die Haut, der ganze Körper stehen am Anfang aller Kommunikation. Das Baby zeigt uns mit Hilfe seiner Mimik, seiner Bewegungen und seiner Stimme, was es fühlt und was es braucht. Auch wenn es zu sprechen lernt, drückt es sich vor allem über den Körper aus und nimmt seine Umgebung durch seine Sinne wahr.

Unsere Kultur neigt zur Körperferne. Oft viel zu früh wird von Kindern erwartet, daß sie sich auf eine Weise ausdrücken und auf ihre Umgebung reagieren, die ihnen noch nicht gemäß ist – abstrakt-verbal nämlich, mit Worten und Begriffen, womit sie ihr Wollen und Wünschen, ihr Erleben und Fühlen mitteilen sollen. Damit werden aber hauptsächlich die Funktionen der linken Gehirnhälfte angesprochen und gefördert. Wissenschaftlichen Erkenntnissen zufolge besitzen die zwei Gehirnhälften des Menschen unterschiedliche Funktionen und erfüllen jeweils andere Aufgaben. Die linke Hälfte ist für sprachlich-analytisches Denken zuständig; sie denkt logisch, »Schritt-für-Schritt« und bildet über die Realität abstrakte Begriffe. Die rechte Gehirnhälfte denkt bildhaft-räumlich; sie erfaßt Zusammenhänge intuitiv und »plötzlich«. Diese Gehirnhälfte teilt sich über das Gefühl mit, das wir von etwas oder von einem Menschen haben. Die ausgewogene Entwicklung der Möglichkeiten und Fähigkeiten des Kindes hängt davon ab, daß beide Gehirnhälften in gleicher Weise gefördert werden und gleichberechtigt zusammenarbeiten.

Mit Hilfe der in diesem Buch dargestellten Massagen und Spiele können sich Eltern auf ihre eigenen intuitiven Quellen besinnen, auf ihr Gefühl, ihr Gespür, das vom sinnlichen Erleben, von körperlicher Berührung, Gestik und Kommunikation, vom wortlosen Wahrnehmen von Atmosphäre und der inneren Befindlichkeit anderer Menschen lebt. So können Eltern ihrem Kind helfen, daß es seiner Intuition, seinen sinnlich-körperlichen Ausdrucksmöglichkeiten ebenso zu vertrauen lernt wie seinen abstrakt-sprachlichen Fähigkeiten. Sie können im Zusammensein mit ihm einen »Dialog ohne Sprache« finden, in dem nicht nur das Kind, sondern auch die Eltern die Fähigkeit zu Spontaneität und Kreativität auf ganz andere Weise entdecken und aufrechterhalten, als es im täglichen Leben, in Kindergarten oder Schule normalerweise erwartet wird.

Entspannung ist Voraussetzung für Heilkraft

Voraussetzung für das Entwickeln von eigenem Heilpotential ist in jedem Fall, daß Sie lernen, sich immer wieder und immer mehr zu entspannen. Nur in der Entspannung kann die Lebensenergie frei fließen und an andere weitergegeben werden.

Entspannung ist eine hohe Kunst, die geduldiger Übung bedarf. Es ist wie mit dem Klavierspielen: Früh übt sich, wer ein Meister werden will. Wenn Sie sich bisher mit Übungen zur Entspannung noch nicht befaßt haben, ist jetzt eine wunderbare Gelegenheit, damit zu beginnen. Sie machen Ihrem Kind ein wertvolles Geschenk, wenn Sie ihm zeigen, daß Sie sich aus dem Alltagstrubel lösen können, um Ihr Bedürfnis nach Entspannung zu verwirklichen.

Oft fliehen wir mit unserer emsigen Geschäftigkeit vor den Momenten der Stille, weil wir in ruhigen Augenblicken mit ungeliebten Seiten in uns in Berührung kommen. Wir empfinden Spannung, Schmerz, Leere oder Unruhe, obwohl wir doch nur zur Ruhe kommen wollen. Aber das ist normal. Übungen, mit deren Hilfe Sie sich entspannen können, finden Sie auf Seite 25.

Vorübungen für die Eltern

Jedes Tun und Handeln will vorbereitet sein, soll es positive Wirkungen haben. Die folgenden Vorübungen haben zunächst noch nichts mit dem Massieren Ihres Kindes zu tun. Sie können Sie aber dahin bringen, mit Ihrem Kind verständnisvoller umzugehen. Man könnte auch sagen, es sind »Reife-Übungen«. Überspringen Sie diese Übungen bitte nicht, um gleich in das Massieren einzusteigen. Denn wenn Sie selbst genauer wahrnehmen, wie Ihr Kind reagiert, wenn Sie entspannter und gelassener nicht nur Ihrem Kind, sondern auch sich selbst gegenüber sind, werden Sie auch wirkungsvoller, heilsamer massieren können.

Wie reagiert das Kind auf Berührung und Nähe?

Wenn Sie sich an die Massagen nicht heranwagen, lesen Sie mit Ihrem Kind zunächst einige Male das »Wolpi-Buch«. Verlebendigen Sie es im Kontakt mit Ihrem Kind. Nehmen Sie die Reime (auch die in den Anleitungen zu den Massagen) zum Anlaß, Spiele zu machen und ihr Kind auf eine Weise kennenzulernen, wie Sie es bisher vielleicht nicht gewohnt waren.

• Nehmen Sie Ihr Kind bewußt wahr. Beobachten Sie, wie es reagiert und wie es berührt werden möchte. Beobachten Sie auch, wie Sie selbst reagieren, wenn Sie mit Ihrem Kind spielen, wenn Sie es zärtlich berühren, mit ihm wild, lustig oder ernsthaft und konzentriert sind. Beobachten Sie im Sinne einer Wahrnehmung, die nicht wertet oder urteilt, die vielmehr nichts anderes will als wahrzunehmen. Lernen Sie Ihr Kind in seinen Wünschen nach Distanz und Nähe, nach Abwehr und Zuwendung kennen; lassen Sie Berührung und Körperkontakt im Zusammensein mit Ihrem Kind zu einer Selbstverständlichkeit werden.

- Lassen Sie sich auch ermutigen, körperliche Gesten bewußt zu pflegen, denn körperliche Gesten wirken wie ein gutes Wort.

Stellen Sie sich zum Beispiel vor, Ihr Kind ist verärgert, es möchte nicht mehr in den Kindergarten gehen; es hat Angst. Natürlich werden Sie ihm gut zureden, doch Sie können es ebensogut auf der nicht-sprachlichen Ebene unterstützen: Sie hören ihm aufmerksam zu und legen ihm dabei eine Hand auf den Rücken. So stärken Sie Ihrem Kind auf andere Weise den Rücken, als würden Sie nur mit ihm reden und wollten es von etwas überzeugen.

Kommunizieren Sie also mit Ihrem Kind auch dadurch, indem Sie bewußt Körpersprache einsetzen.

Körperkontakt mit Maß

Vielleicht haben Sie, beeinflußt durch das bisher Gesagte, den Eindruck, daß Körperkontakt immer und in jedem Fall der richtige Weg sein müsse im Umgang mit Ihrem Kind. Wie bei allem im Leben bestimmt auch hier das Maß und die Dosierung den »Erfolg«. Es ist, als würden wir einen Stab in unserer Hand balancieren. Damit er nicht umfällt, müssen wir in ständiger Bereitschaft sein, die Bewegungen des Stabes durch Schritte und Handbewegungen nach vorne und hinten, nach rechts und nach links auszugleichen. Die Beziehung zu Ihrem Kind ist diesem unaufhörlichen Balanceakt vergleichbar. Auch in ihr gilt es unentwegt, das angemessene Maß von Nähe und Distanz in der Berührung zu finden. Und dies erfordert eine wache Wahrnehmung sowohl der Bedürfnisse des Kindes als auch des eigenen Zustands. Dabei ändern sich die Bedürfnisse im Lauf des Tages, im Lauf der Jahre, im Lauf der Entwicklungsphasen. Vielleicht gehören Sie zu den Menschen, die andere oft und gerne berühren. Kommen Sie damit gut an? Beobachten Sie dabei, daß Ihr Kind sich etwas zurückzieht? In diesem Fall sollten Sie versuchen, mehr Distanz zu Ihrem Kind zu bekommen – um ihm letztlich näher zu sein.

Gute Körpererfahrungen der Eltern nützen dem Kind

Wenn Sie selbst schon eine Massage genossen haben, in der auch Ihre seelischen Bedürfnisse nach Geborgenheit oder Zuwendung befriedigt wurden, können Sie sich vorstellen, wie es sich anfühlt, wenn Sie Ihr Kind massieren. Es gibt erstaunlich viele Menschen, die sich im Körperkontakt verunsichert fühlen. Der Grund dafür ist möglicherweise, daß sie von ihren Eltern nur selten in den Arm genommen wurden. Mit sich selbst in gutem körperlichen Kontakt zu stehen, ist jedoch eine Voraussetzung dafür, daß Sie zu Ihrem Kind einen liebevollen körperlichen Zugang finden.

- Spüren Sie bei sich aufmerksam nach, wie Sie von Ihrem Partner oder von Freunden Berührung annehmen können. Lassen Sie sich Zeit herauszufinden, welche Art von Berührung Ihnen zusagt; gestatten Sie sich Phasen des »Ausprobierens«. Überspringen Sie auf keinen Fall gewaltsam Ihre eigenen Grenzen. Tasten Sie sich vielmehr behutsam in für Sie ungewohnte Bereiche vor, um Ihre Bedürfnisse unverfälscht kennenzulernen.

- Vielleicht kommen Sie sich selbst am besten nahe, indem Sie Yoga oder eine Form von Meditation, des Gebets oder der Kontemplation üben. Sie können dadurch in Bewußtseinsbereiche gelangen, die Ihnen ebenso den Zugang zu einer tiefen und guten Körpererfahrung öffnen.

- Auch durch Autogenes Training, durch Visualisierungs- oder Atemarbeit können Sie bei sich selbst körperliche Blockaden auflösen. Durch diese Methoden gelingt es beispielsweise, das autonome Nervensystem positiv zu beeinflussen und Körperwärme in bestimmte Körperregionen zu entsenden.

Ob körperliche Berührung im Alltag, Meditation oder Autogenes Training – all diese »Methoden«, so unterschiedlich sie untereinander sein mögen, verhelfen zu mehr Entspannung und zu mehr Konzentration zugleich. Die Flut der Gedanken, die uns gewöhnlich in jeder Sekunde mit einer Fülle von körperlichen Impulsen überschüttet, wird eingedämmt. Zudem gelingt es Ihnen durch gute Körpererfahrungen leichter, die Empfindungen und Gefühle Ihres Kindes nachzuvollziehen.

Einfache Übungen zur Entspannung

Es gibt wunderbare Übungen zur Entspannung. Es ist nützlich, solche Übungen systematisch zu erlernen und im Stillen zu üben. Die größte Schwierigkeit ist, diese Übungen wirklich in das alltägliche Leben einzubeziehen und regelmäßig auszuführen. Auf jeden Fall sollten Sie, bevor Sie eine Massage mit Ihrem Kind durchführen, sich entspannen. Eine gute Möglichkeit ist die Blitzentspannung.

Blitzentspannung

- Jetzt, in diesem Augenblick, beginnt Ihre Entspannung. Nehmen Sie sich etwas Zeit, alles loszulassen, um in sich hineinzuhorchen. Nutzen Sie den Augenblick, um es sich wirklich bequem zu machen. Setzen Sie sich entspannt, offen und aufmerksam hin, und entspannen Sie sich bewußt.

Das bedeutet zunächst nur, das Sie sich einen Augenblick selbst beobachten.
Sie spüren Ihre Mimik und die Spannung in Ihrem Unterkiefer. Vielleicht stellen Sie mit Erstaunen fest, wieviele Ihrer Muskeln in Spannung oder Bewegung sind, obwohl im Moment gar kein Anlaß dazu besteht.
Sie lassen genüßlich Ihre Schultern sinken und lockern Ihre Beine. Begleiten Sie mit Ihrer Vorstellung Ihren Atem; spüren Sie, wie die Atemluft in Ihren Körper strömt: Ich atme ein – ich atme aus – ich bin lebendig. Tun Sie dies etwa zwei Atemzüge lang. Erlauben Sie Ihrem Atem so zu sein, wie er möchte. Beeinflussen Sie Ihre Atmung also nicht!
Sicher gibt es kompliziertere Formen von Atemtechnik. Es genügt jedoch völlig, wenn Sie ein paar Augenblicke lang aufmerksam in Ihrem Atemrhythmus verweilen.
Nehmen Sie sich täglich einige Augenblicke Zeit für diese Art von Blitzentspannung. Anfangs werden Sie Ihre guten Vorsätze immer wieder vergessen. Mit der Zeit jedoch werden Sie sich immer öfter daran erinnern und Ihre Momente der Blitzentspannung genießen.

Entspannung durch Blitz und Donner

Haben Sie ebenso erfolglos wie tapfer versucht, sich zu entspannen? Vor Ihrem inneren Auge blieben vielleicht das tobende Chaos rund ums Kinderbett, die unerledigten Arbeiten oder Probleme, die gerade dann auf Sie einstürmen, wenn

Sie zur Ruhe kommen wollen. Dann wählen Sie den Weg zur Entspannung, der über intensive Bewegung führt. Viele Menschen müssen sich erst ausgiebig bewegen, bevor Sie zur Ruhe kommen können.

• Drücken Sie Ihre innere Unruhe in vollem Umfang nach außen hin aus. Sagen Sie zu Ihrem Kind: Mama spielt Pulverfaß. Mama fährt aus der Haut.
Beginnen Sie, sich lebhaft zu bewegen, sich auszutoben, zu schreien, zu laufen, zu tanzen, zu boxen. Verwandeln Sie alles, was innerlich und äußerlich auf Sie einstürmt, in äußere Bewegung.

Dürfen Eltern verrückt spielen?
Was wird Ihr Kind davon halten, wenn Sie im Spiel »ausflippen«. Wenn Sie sich vom Kinderlärm besonders genervt fühlen, ist es höchste Zeit, selbst laut zu werden. Wenn wir den Übermut und die Spiellust unseres eigenen inneren Kindes zu stark zügeln, halten uns Kinder lautstark den Spiegel vor. Kinder spüren, wenn wir unter dem Ansturm der Lebensprobleme unsere kindliche Lebenslust und Vitalität zuschütten lassen. Dann reizen Sie uns »bis aufs Blut« und fordern unsere Lautstärke heraus. Wenn wir unter Aufbietung unserer stimmlichen Kräfte Einhalt gebieten, tritt wieder Ruhe ein. Das kostet Nerven. Dieser Ernstfall läßt sich oft vermeiden, wenn wir blitzschnell in die Kinderrolle schlüpfen und spielerisch lärmend zurückgeben, was das Kind uns bietet. Sie werden bemerken, daß viele Kinder es belustigend und erfrischend finden, wenn die Großen »auch mal spinnen«. Kinder übernehmen dann zum Ausgleich oft die Rolle des vernünftigen Großen. Erwachsensein bedeutet ja nicht, daß wir uns von der Spontaneität des Kindseins verabschieden. Es bedeutet nur, daß wir die Verantwortung dafür übernehmen, in welcher Situation wir unserem inneren Kind Raum geben, sich auszuleben. Erlauben Sie Ihrem inneren Kind doch einmal, sich auszutoben. Versuchen Sie anschließend wieder, sich zu entspannen.

Entspannung spielen
Möglicherweise gelingt es Ihnen noch immer nicht, entspannt zu sein.

• Nehmen Sie Ihre Anspannung einfach an und spielen Sie Entspannung wie ein Schauspieler. Tun Sie so, als wären Sie völlig entspannt. Zu lächeln ist dabei

eine große Hilfe. Sagen Sie sich innerlich: Ich genieße die Spannung; ich genieße die Entspannung.
Wenn auch dies nichts hilft, lassen Sie die Spannung zu und konzentrieren sich darauf.

Feierabend statt Opferrolle
Wenn Sie allerdings starke innere Abneigung dagegen verspüren, weiterhin in der gebenden Rolle zu sein, dann ist es notwendig, Ihrem Bedürfnis nachzugeben und Ihren elterlichen Feierabend zu machen, statt sich aufzuopfern. Opfer machen Schuldgefühle, und Schuldgefühle tun weh und machen wütend. Die meisten Kinder brauchen statt Aufopferung ein gutes Vorbild dafür, wie man verantwortungsbewußt für sich selbst sorgt. Wenn Sie dies dem Kind nicht vermitteln, wird es sich bald für Sie verantwortlich fühlen und glauben, für Sie mitsorgen zu müssen. Auch die in besten Absichten ausgelebte Opferrolle raubt Kindern die Möglichkeit, wirklich guten Gewissens Kind zu sein.
Bemühen Sie sich um eine gute Balance zwischen Ihren Interessen und denen Ihres Kindes. In diesem Fall heißt das: keine Massage – Feierabend!

Gelassenheit in einer »unstimmigen« Beziehung

Eltern machen Fehler. Als Fehler bezeichne ich das, was sich im zwischenmenschlichen Bereich nicht »stimmig« anfühlt. Es »fehlt« etwas in der Beziehung, die wir uns zu unserem Kind wünschen. Sie werden mir vielleicht entgegenhalten, das liege am Kind. Und ich gebe Ihnen recht. Selbst wenn Sie nach »Lehrbuch« alles richtig gemacht, alle Erziehungsregeln beachtet haben, treten Situationen auf, in denen die Beziehung unbefriedigend und nicht harmonisch ist – »weil das Kind so schwierig ist«.
Jedes Kind bringt uns unweigerlich an unsere eigenen Grenzen. Es bietet uns die wunderbare und einmalige Gelegenheit, uns tiefer und intensiver kennenzulernen. Als Kinder haben wir oft unbewußt ebenso an den Problemen unserer Eltern gearbeitet. Wir haben gespiegelt, was an unentdecktem Potential in ihnen schlummert. Die gleiche Aufgabe erfüllen heute unsere Kinder an uns. Als Erwachsene hatten wir länger Zeit, Erfahrungen zu sammeln, reifer zu werden.

Wir hatten oft Gelegenheit, uns selbst und andere kennenzulernen; wir konnten Erfahrungen mit Beziehungen sammeln. Deshalb sollten wir die Verantwortlichkeit nicht dem Kind zuschieben, sondern klar sagen: Ich mache Fehler. Ich lerne.

Gerade in der Kindererziehung bemühen wir uns, alles gut und richtig zu machen, in jedem Fall besser als die eigenen Eltern. Diese Bemühung kann eine Quelle weiterer unerwünschter Erfahrung mit dem Kind sein. Denn je mehr wir unser Verhalten an vergangenen Erfahrungen messen, desto befangener sind wir auch. Wir haben dann nicht den Abstand, der nötig wäre, um in der Massage tatsächlich »therapeutisch« wirken zu können.

● Gestehen Sie sich zu, daß Sie bei Ihrem Kind möglicherweise erwartungsvoller und ungeduldiger in Ihrem Tun sind. Sie werden dadurch auch weniger erfolgreich sein, als Sie sich wünschen. Das schadet aber nicht. Bleiben Sie dabei – selbstkritisch, nachsichtig, beharrlich. Verkrampfen Sie sich nicht durch zusätzliche Erwartungen und Ansprüche, die Sie nun gegen sich selbst aufbauen.

● Gehen Sie mit sich selbst und Ihrem Kind etwa in der Weise um, wie Martin Luther es empfahl: pecca fortiter – sündige wacker. Machen Sie Ihre Fehler beherzt, mit freundlich aufmunterndem Schulterklopfen sich selbst gegenüber und freimütigem Eingeständnis anderen gegenüber. Machen Sie Ihr Massieren also nicht davon abhängig, ob Sie es richtig und vollkommen ausüben.

● Lösen Sie sich auch von der Vorstellung, Sie müßten sofort etwas erreichen. Erwarten Sie nicht, daß sich sofortige Veränderungen im Gesundheitszustand oder im Verhalten Ihres Kindes einstellen. Sie geben Ihre liebevollen Wünsche in die Massage und Sie bekommen als Belohnung die Freude an dem, was Sie geben. Das genügt. Möglicherweise ist das Geheimnis hinter jener »Energie«, die wir gerne erforschen und messen würden, einfach Liebe.

Übung der Massagetechniken

Viele der Massagen, die ich Ihnen in diesem Buch vorstelle, lassen sich zunächst gut am eigenen Körper ausprobieren. Es wird Ihnen bei der Entwicklung einer gewissen Fingerfertigkeit helfen, wenn Sie beispielsweise eine Fußmassage erst einmal bei sich selbst durchführen. Selbstverständlich sind eine Fußmassage und allen anderen Massagen für Sie ebenso heilsam wie für Ihr Kind.

Druckstärke, Körperstrukturen, »Wohlschmerz«

Die Druckstärke verändern
Schon während Sie diese Zeilen lesen, können Sie Ihre Hand auf Entdeckungsreise schicken.
- Üben Sie mit einer Hand an der anderen Hand oder am Arm. Versuchen Sie, die verschiedenen Arten von Gewebe zu ertasten, die Hand oder Arm umschließen. Probieren Sie dabei verschiedene Druckstärken aus. Wie fühlt es sich an, wenn Sie stark drücken oder wenn Sie sanft drücken?
Dann wechseln Sie. Massieren Sie in unterschiedlichen Druckstärken die andere Hand oder den anderen Arm.

Strukturen des Körpers erspüren
- Erspüren Sie den Knochen Ihres Unterarms, und massieren Sie ihn mit intensivem Druck einige Sekunden lang. Üben Sie den Druck mit Ihren Fingerkuppen aus. Anschließend machen Sie eine Pause. Entspannen Sie sich, und lauschen Sie in sich hinein. Wie fühlt sich Ihr Unterarm jetzt an?
- Wenn Sie Ihren Unterarm gut gespürt haben, kneten Sie jetzt in angenehmer Druckstärke seine Muskeln durch. Fassen Sie immer wieder zu und lassen Sie locker. Machen Sie immer wieder eine Pause.
- Kreisen Sie sehr sanft und gleichmäßig mit zwei oder drei Fingern auf der Haut des Unterarms oder des Rückens Ihrer Hand. Lassen Sie sich wieder Zeit, um die nachfolgenden Empfindungen intensiv wahrzunehmen.

- Streichen Sie mit der ganzen Hand-Innenfläche den Arm entlang – von der Schulter bis zu den Fingerspitzen. Wiederholen Sie dieses Streicheln einige Male, wobei Sie einmal Ihren Arm kaum berühren und leicht darüber streichen; ein anderes Mal tun Sie so, als würden Sie Staub abstreifen, und bewegen Ihre Hand schneller und kräftiger.

Empfindungen bewußtmachen
Was ist Ihnen bei diesen verschiedenen Arten der Behandlung von Hand und Arm aufgefallen? Besinnen sie sich noch einmal auf Ihre verschiedenen Empfindungen. Dabei geht es nicht darum, daß Sie etwas Bestimmtes spüren sollen. Die Erfahrungen von Berührung sind oft sehr unterschiedlich und bei jedem Menschen anders. Es geht vielmehr darum, daß Sie Ihre individuelle Wahrnehmung für sich selbst beschreiben, um sie so für sich greifbarer zu machen. Vielleicht fällt Ihnen dazu nichts anderes ein als der Satz: Ich spüre nichts. Dann wiederholen Sie die verschiedenen Massagetechniken und achten wieder auf Ihre Empfindungen. Sicher können Sie jetzt schon besser beschreiben, was Sie wahrgenommen haben – beispielsweise den Luftzug der aktiven Hand. Setzen Sie sich dabei aber nicht selbst unter Druck. Es geht nur darum, die eigene Empfindungsfähigkeit zu verfeinern, nicht aber, irgendwelche besonderen Empfindungen zu beobachten.

Wohlschmerzgrenze kennenlernen
Nehmen Sie sich Ihren rechten oder linken Arm nun noch einmal vor.
- Massieren Sie ihn mit der Hand in unterschiedlicher Tiefe. Achten Sie bei der Druckstärke darauf, daß Sie eine Art wohltuenden Schmerz verspüren.
Es gibt eine Druckintensität, bei der sich Ihre Empfindungen nahe einer sehr angenehmen Schmerzgrenze bewegen. Man bezeichnet diese Empfindung als »Wohlschmerz«. Wenn diese Grenze überschritten wird, ist der Schmerz im allgemeinen zwar noch erträglich, innerlich aber ist man in »Hab-Acht-Stellung«, um den bedrohten Körperteil notfalls schnell zu schützen. Man ist also angespannt. Da Entspannung aber eine wichtige Rolle in der Stabilisierung der Körperprozesse spielt, sollte man diese Wohlschmerzgrenze nicht überschreiten. Experimentieren Sie bei sich selbst, um Ihr eigenes Wohlschmerzgefühl kennenzulernen.

Die Wirkung Ihrer Hände

Berührung und Massagetechniken können sehr verschieden in ihrer Wirkung sein, zum einen durch die unterschiedliche Aufnahmebereitschaft des Kindes, zum anderen durch die Art und Weise, in der Sie mit Ihren Händen arbeiten.
Bevor Sie Ihr Kind massieren, machen Sie sich mit den verschiedenen Wirkungen vertraut, die Ihre Hände haben können.

Die ruhende Hand

- Legen Sie Ihre rechte oder linke Hand an eine Stelle Ihres Körpers, zum Beispiel auf Ihren Bauch, und lassen sie dort ruhen. Welche Empfindungen nehmen Sie wahr – in Ihrer Hand, an der Stelle Ihres Bauches? Sind diese Empfindungen kalt, warm, prickelnd? Vielleicht spüren Sie auch zunächst nichts. Das kann daran liegen, daß Sie nicht entspannt genug sind, oder Sie sind mit Ihren Gedanken mit etwas anderem beschäftigt. Entspannen Sie sich also und besinnen Sie sich auf das, was Sie gerade tun. Ihre Wahrnehmung wird sich dadurch erhöhen.

Sensibles Massieren

- Experimentieren Sie mit den Bewegungen Ihrer massierenden Hand. Lassen Sie den Zeigefinger der einen Hand gleichmäßig über die Haut des Handrückens der anderen Hand gleiten – etwa in dem Tempo, in dem sich ein Sekundenzeiger bewegt. Nehmen Sie sich wieder Zeit, Ihre Empfindungen wahrzunehmen. Diese feine Berührung lädt dazu ein, tiefe Gefühle und Empfindungen zu spüren.

Anregendes Massieren

- Stellen Sie sich vor, Sie würden einen Hefeteig kräftig und energisch durchkneten. Massieren Sie für eine Weile genauso vital und energisch die Muskulatur Ihres Beines oder Ihres Oberarmes. Machen Sie anschließend wieder eine Pause, um Ihre Körperempfindungen sich ausbreiten zu lassen – nehmen Sie sie bewußt wahr. Wenn Sie flott und energisch massieren, werden aktive Kräfte wachgerufen. Es ist, als würden Sie zu einem Waldlauf starten oder sich in andere sportlich-unbeschwerte Aktivitäten stürzen. Anregende Massage fördert realitätsbezogenes Handeln und regt die Vitalkraft an.

Tiefes Massieren

- Stellen Sie sich vor, Sie würden ein Feld umgraben. Lassen Sie die Bewegungen, die Sie dabei ausführen würden, in Zeitlupe vor Ihrem inneren Auge ablaufen. Entwickeln Sie eine rhythmisch-fließende Bewegung, in der Sie tief schaufeln und wieder loslassen. Dabei verschieben sich Ihre Hände – wenn Sie beispielsweise Ihren Oberschenkel massieren – millimeterweise weiter. Die Bewegung ist intensiv und ruhig fließend. In ihr berühren Ihre Hände empfindliche Punkte kurz und kräftig und lösen sich wieder davon.

Bei dieser Art der Massage werden emotionale und vitale Bereiche miteinander in Beziehung gebracht. Tiefe Massage verbindet Körper und Seele.

Belebendes leichtes Massieren

- Stellen Sie sich jetzt vor, Sie würden ein Federbett ausschütteln. Genauso leicht und anregend lockern Sie die Muskeln Ihres Unterarms. Richten Sie Ihre gesammelte Aufmerksamkeit wieder auf die Empfindungen, die in Ihrem Unterarm entstehen.

Beruhigendes Massieren

- Ertasten Sie durch intensiven Daumendruck schmerzempfindliche Punkte im Bereich Ihres Unterarms. Drücken Sie einen Punkt bis zur Schmerzgrenze, und verweilen Sie mit gleichbleibendem Druck ohne jede Bewegung für etwa eine halbe Minute auf dieser Stelle. Spüren Sie anschließend wieder nach.

Eine beruhigende Massage gleicht überschüssige Energie aus.

Jede Berührung ist individuell

Natürlich können Sie Ihre Erfahrungen in der Wirkung unterschiedlichen Massierens vertiefen, wenn Sie sich selbst massieren lassen. Sammeln Sie Erfahrungen mit Berührung, indem Sie sich – zum Beispiel von Ihrem Partner – Massagen verschiedener Art geben lassen. Indem Sie sich massieren lassen, entwickeln Sie am besten eine Vorstellung davon, wie sich Berührung anfühlt.

In der Art der Berührung zeigt jeder Mensch eine nur ihm eigene Form der

Kommunikation. Berührung läßt sich nur unvollkommen beschreiben – als kraftvoll, fein, leicht oder tief. Doch was wirklich ein Mensch vermittelt, läßt sich nicht in Worte fassen.

An der individuellen Qualität dessen, was ein Mensch zu geben hat, kann und soll sich auch durch intensives Üben nichts ändern. Ausgiebige Erfahrung im Massieren verleiht jedoch Sicherheit und Selbstvertrauen; sie erweitert zudem das Repertoire an Bewegungs- und Tempovariationen, Druckintensität und verfeinert das Einfühlungsvermögen. Erst wenn das Ausüben von Massagetechniken keine Anstrengung und Aufmerksamkeit mehr von Ihnen fordert, können Sie wirklich präsent sein. Wenn Sie das eigene Können richtig einschätzen können, sind Sie auch nicht mehr abhängig von der Rückmeldung des massierten Menschen. All dies spricht dafür, daß Massieren viel Übung braucht. Aber es ändert nichts an der Tatsache, daß jeder Mensch auch mit einer ungeübten Berührung das Geschenk seiner Einmaligkeit gibt.

Richtiges Einschätzen der eigenen Fähigkeiten

Es ist im Prinzip ungefährlich, in der beschriebenen Weise zu massieren. Für die Behandlung von Erkrankungen sollten Sie jedoch Erfahrungen besitzen und Intuition und Heilpotential gut entwickelt haben. Es ist wichtig, daß Sie die Grenzen Ihrer Behandlungsmöglichkeiten realistisch einschätzen. Es könnte sonst geschehen, daß Sie sich verausgaben und Ihrem Kind doch wenig helfen.

Ich massierte einmal eine Patientin und wurde plötzlich so müde, daß ich einzuschlafen drohte. Ich beschloß, mehr zu schlafen und nicht mehr zur Zeit meines mir wohlbekannten Leistungstiefs Termine auszumachen. Der nächste Termin mit dieser Patientin war morgens um acht Uhr; ich fühlte mich wohl und ausgeruht. Nach wenigen Minuten überfiel mich eine bleierne Müdigkeit, und ich schlief ein – mitten in der Arbeit und am frühen Morgen. Es stellte sich heraus, daß die Frau an krankhaften Schlafanfällen litt und ich ihre Symptome übernommen hatte. Ich hatte mich ihr gegenüber energetisch und persönlich zu wenig abgegrenzt.

- Es kann in Ausnahmefällen vorkommen, daß sie sich erschöpft oder gar krank fühlen, wenn Sie eine Massage gegeben haben. Dann haben Sie sich entweder nicht genügend abgegrenzt (auch von Ihrem Kind!) oder Sie schöpfen zuviel Energie aus der eigenen Substanz. Halten Sie auch Ausschau nach einem möglichen Konflikt, der in der Beziehung zu Ihrem Kind eine Rolle spielt. In diesen Fällen sollten Sie noch mehr Zeit darauf verwenden, an sich selbst zu arbeiten, sich zu entspannen und die eigenen Kraftquellen mit Hilfe von Energiearbeit, Yoga, Qi Gong oder Meditation aufzufüllen. Oder Sie nehmen selbst eine heilende Behandlung bei einem Therapeuten.

Auswahl der Massage

Welche der verschiedenen Massagen oder Spiele Sie mit Ihrem Kind durchführen möchten, hängt von verschiedenen Überlegungen ab.

Heilmassage für gesunde Kinder

Wenn Sie die Massagen anwenden möchten, um die Gesundheit Ihres Kindes zu erhalten, betrachten Sie es aufmerksam und nehmen seine kleinen Besonderheiten, seine Eigenart und Einzigartigkeit wohlwollend wahr. Auch wenn Ihr Kind gesund ist, braucht es »Behandlung« im Sinne von körperlicher Zuwendung. Nehmen Sie es auf den Schoß, auch wenn es Ihrer Ansicht nach zu groß dafür ist. Geben Sie ihm Massagen oder machen Sie körperbetonte Spiele mit ihm. Sie werden erstaunt sein, wie dadurch die Entwicklung Ihres Kindes gefördert wird.

Sorgen Sie mit Hilfe von Massagen und Übungen rechtzeitig für Ausgleich, wenn Ihr Kind oft müde, lustlos ist und still in der Ecke sitzt, wenn es viel nörgelt und quängelt, wenn es Angst hat, nicht allein sein will oder sich oft allein zurückzieht. Eine Beachtung der seelischen Besonderheiten und eine frühzeitige »Behandlung« durch Berührung kann Ihrem Kind nicht nur körperliche Krankheitsprozesse ersparen, sondern auch seelische Unstimmigkeiten ausgleichen. Beginnen sie schon beim gesunden Kind mit Behandlungen, die Sie in Ihren Alltag einbeziehen.

- In den Anleitungen zu den einzelnen Massagen ist jeweils genannt, welche hauptsächliche Wirkung Sie damit erzielen können. Wählen Sie die Massage aus, die für den Zustand Ihres Kindes angemessen erscheint. Zu jeder Massage gehört ein Vers, der durch den Rhythmus seiner Worte eine bestimmte Massage- oder Bewegungsform unterstützt. Die Reime sind vielen Eltern und Kindern vom Kindergarten her bekannt. Sie werden feststellen, daß Ihr Kind einige Verse besonders mag; vielleicht liebt es »Himpelchen und Pimpelchen« am meisten. Sie wollen aber für die Verdauung Ihres Kindes etwas tun und die Massage anwenden, die mit dem Vers von der »alten, dicken Ente« verbunden ist. In diesem Fall können Sie natürlich ohne jeden gesundheitlichen Nachteil für Ihr Kind den Himpelchen-Vers auf die Verdauungs-Massage übertragen. Die Verse sind grundsätzlich austauschbar. Sie sollen Hilfen für Arbeitstempo und Rhythmus in der Massage sein sowie der Motivation dienen. Entscheidend sind jedoch immer die Bedürfnisse Ihres Kindes; es spürt intuitiv, wie es berührt werden will.

Heilmassage für kranke Kinder

Wenn Ihr Kind ernsthaft krank ist, müssen Sie selbstverständlich zunächst Ihren Arzt aufsuchen. Mit ihm können Sie klären, welche Therapie für Ihr Kind notwendig ist. Sie können mit ihrem Arzt aber auch besprechen, welche Heilmassagen diese Therapie oder das Gesundwerden Ihres Kindes unterstützen.
Gerade bei Krankheit sind Heilmassagen augenscheinlich wirksam. Ein Beispiel: Die zweijährige Melanie litt nach einer schweren Blasenentzündung an Harnwegsinfekten, die in kurzen Abständen wiederkehrten. Nach drei Jahren entfernte man die Mandeln, die als Urheber der Infektionen in Frage kamen – leider ohne Erfolg. Die Harnwegsinfekte vermehrten sich. Anschließend wurde das Kind zwei Jahre lang mit Antibiotika behandelt, aber die Situation wurde eher noch schlechter. Mit fünf Jahren wurde das Kind am Harnleiter operiert, doch die Infekte blieben. Die Ärzte rieten zu einer Operation des zweiten Harnleiters. Das Kind war jedoch schon so verstört, daß die Familie die Operation ablehnte und alternative Wege beschritt. Die Mutter unterzog sich einem Unterricht in Heilmassage und massierte ihr Kind täglich 15 Minuten lang. Nach fünf Wochen

waren alle Krankheitssymptome verschwunden. In den nächsten zehn Jahren traten keine Harnwegsinfekte mehr auf.

Auch bei schweren Erkrankungen sind Heilmassagen – allerdings nach vorheriger Absprache mit dem Arzt oder Therapeuten! – sehr wirksam und als unterstützende Therapie in jedem Fall empfehlenswert.

Gemeinsame Vorbereitung von Eltern und Kind

Die Heile-Segen-Massagen sind Möglichkeiten, auf sanfte Weise die körperliche, aber auch die geistig-seelische Gesundheit Ihres Kindes zu erhalten oder wiederherzustellen. Dazu gehört, daß Sie sich gemeinsam mit Ihrem Kind auf eine Massage, auf eine Behandlung vorbereiten. Sie sollten also Ihr Kind nicht in der inneren Haltung massieren, daß Sie ihm etwas »verabreichen«. Massieren ist auch eine Form von Beziehungsarbeit.

Sorgen Sie zuerst für sich selbst

Haben Sie einen anstrengenden Tag hinter sich? Nehmen Sie sich die Zeit, zuerst für sich selbst zu sorgen, nehmen Sie Ihre eigenen Bedürfnisse und Wünsche wahr, und tanken Sie wieder Energie.

Vielleicht möchten Sie eine Entspannungsübung machen.

● Setzen Sie sich bequem hin und lösen die Spannung in Ihren Schultern. Lassen Sie den Kiefer los, bewegen Sie ihn einige Male locker hin und her, wobei sich Ihr Mund leicht öffnet. Spüren Sie die tragende Unterlage, den Boden unter den Füßen, den Stuhl, auf dem Sie sitzen.

Lächeln Sie sich innerlich und äußerlich zu. Lassen Sie die Augenbrauen auseinanderfließen, so daß sich Ihre Stirn, vor allem an dem Punkt zwischen Ihren Brauen, entspannt.

Spüren Sie eine Kraft, die Sie in der Erde verankert. Stellen Sie sich gleichzeitig vor, daß eine andere Kraft Sie vom Scheitel aus nach oben zieht. Sie werden ohne Ihr Zutun aufgerichtet.

Falls Sie sich noch immer angespannt fühlen, führen Sie eine der Entspannungsübungen durch, die auf Seite 25 beschrieben sind. In jedem Fall sollten Sie, bevor Sie sich Ihrem Kind zuwenden, ruhig sein und etwas Distanz von den Sorgen und der Hektik des Tages haben.

Bild und Reim als Brücke zur Massage

Als Einstieg und erstes Vertrautwerden lesen Sie mit Ihrem Kind das »Wolpi-Buch«. In der Geschichte von Wolpi sind altvertraute Kinderreime eingeflochten, die jeweils zum Anlaß für eine Massage genommen werden können. Die Bewegungen in einer Massage lehnen sich in der Regel an den Inhalt eines Reims an. Manchmal ist es auch keine Massage, sondern ein Spiel, das Ihrem Kind körperlich und geistig-seelisch wohltut. Der Reim führt Sie auch zu der Anleitung für eine Massage oder Übung im »Hauptbuch« (Übersicht der Massagen und Spiele, Seite 38/39).

- Je lebendiger in der Stimme und Gestik Sie das »Wolpi-Buch« mit Ihrem Kind lesen, desto leichter wird es sich auf eine Massage einstimmen können. Dafür sollten Sie es erst einmal alleine durchlesen und sich vorstellen, wie Sie es mit Ihrem Kind lesen möchten.

- Beim Vorlesen von Büchern gibt es wunderbare Gelegenheiten, den Körper die Geschichte miterleben zu lassen und alle Sinne einzubeziehen. Beenden Sie das Vorlesen an geeigneter Stelle, um zu massieren. Achten Sie jedoch darauf, ob Ihr Kind dies im Moment mag – es wird Ihnen dies zu verstehen geben. Respektieren Sie seine Wünsche. Geben Sie Raum für die Einfälle Ihres Kindes, lassen Sie auch Spielraum für Ihre eigene Phantasie.

Wenn sich Ihr Kind vor einer Massage scheut, »massieren« Sie erst einmal die Spielpuppe oder den Teddybären. Ihr Kind wird Lust auf die Massage bekommen, wenn der Teddybär vor Wohlbehagen grunzt, und auch massiert werden wollen. Wichtig ist, daß Ihr Kind neugierig wird und Sie es nicht drängen. Hat Ihr Kind einmal Gefallen an einer Massage oder einem Spiel gefunden, wird es diese »Anfangsschwierigkeiten« nicht mehr geben. Im Gegenteil – Ihr Kind wird von sich aus auf Sie zukommen und um eine Massage bitten.

Übersicht der Heilmassagen und Spiele

Methode	Reim	Wirkung/Anwendungsbereich	Seite
Fußreflexzonen-Massage	Das ist der große Zeh	Stärkung des Kreislaufs	49
	Himpelchen und Pimpelchen	bei Beschwerden im Kopfbereich	51
	Eine alte dicke Ente	bei Darmproblemen	54
	Alle meine Entchen	Stärkung der Körperabwehr	55
	Hopp, hopp, hopp, Pferdchen lauf Galopp	Vitalisierung aller Organe	57
	Hoppe, hoppe Reiter	bei Beschwerden im Nieren-Blasen- Bereich	58
	Morgens früh um sechs	Stärkung von Atmung, Darm, Kreislauf	60
Körperpsychotherapie	Ei, wie langsam kommt der Schneck	Umgang mit Angst und Schock	69
	Schaukellied	zur Entspannung	71
	Haaaaaa	Kräftigung der Stimme	73
	Halloooo	Stärkung der Atmung	74
	Mein Häuschen ist nicht grade	Förderung von Vertrauen	75
	Uuuuaaaaaa	Vitalisierung, Förderung der Entspannung	76
	Ich bin, wie ich bin	Stärkung des Selbstbewußtseins	77
	Knurrrr	Erfahrung der eigenen Kraft	78
	Mag ich nicht!	Willensbildung, »Aggressionstraining«	80

Methode	Reim	Wirkung/Anwendungsbereich	Seite
Körperpsychotherapie	Wie reiten denn die Damen?	*Spaß und Entspannung*	82
	Maus, Maus, komm heraus	*Förderung der Reaktionsfähigkeit*	83
	Da kommt eine Maus	*Vitalisierung, Stärkung der Körperabwehr*	84
	Da rasselt der Kessel	*zur allgemeinen Beruhigung*	85
	Er kann jeden Zeh bewegen	*Kräftigung der Füße*	86
	Schnüff	*sich selbst annehmen*	87
Qi Gong	Sieh das Unsichtbare	*Entfaltung der Vorstellungskraft*	94
	Ich schaue hin, ich schaue her	*Stärkung der Sehkraft*	95
	Schmatz	*Stärkung der Abwehrkräfte*	98
	Fegt der Sturm durch das Geäst	*Stärkung des Selbstvertrauens*	100
	Meine Wurzeln sind tief in der Erde	*Förderung des Standvermögens*	101
Biodynamische und Pränatale Massage	Kribble mich, kraule mich	*Stärkung der Konzentrationskraft*	107
	Heile, heile Segen	*Vermittlung von Geborgenheit und Schutz*	109
	Backe, backe Kuchen	*Anregung der Vitalkraft*	111
	Leise, Peterle, leise	*zur Beruhigung und Entspannung*	113
	Ei, wie langsam	*Überwindung von geistig-seelischen Blockaden*	118
Kinesiologie	Zwicke zwacke in die Backe	*Koordination der Gehirnhälften*	123
	Kommt ein Mäuslein	*bei Lese- und Rechtschreibschwäche*	125

Die Heile-Segen-Massagen und Spiele

Fußreflexzonen-Massage

»Meine Bandscheibenschmerzen haben sich so gebessert, seit ich Fußreflexzonen-Massage bekam.« »Seit ich mir die Füße massiere, habe ich keine Probleme mit der Verdauung mehr.«
Oft klingen die Aussagen der Interessenten an der Fußreflexzonen-Massage fast entschuldigend. Es ist für unseren westlich geprägten, aufgeklärten Verstand zugegebenerweise etwas befremdlich, wenn man davon ausgeht, daß der Druck am Fuß an ganz anderer Stelle im Körper heilend wirkt. Was ist es, das bei dieser Massage wirkt? Ist es der Reinigungseffekt durch verbesserte Durchblutung oder ein energetisch-feinstoffliches System?
Tatsächlich kann man beim derzeitigen Stand der wissenschaftlichen Forschung nur vermuten, woher die erstaunlichen Heilwirkungen der Fußreflexzonen-Massage rühren. Nachweisbar sind nur die positiven Auswirkungen der Massage. Daher zählt die Wissenschaft die Fußreflexzonen-Massage zur Erfahrungsheilkunde.

Die Wirkweise der Fußreflexzonen-Massage

Die Fußreflexzonen-Massage beeinflußt Schmerzen und Fehlfunktionen im Körper durch das Drücken und Massieren bestimmter Punkte und Zonen an den Füßen. Der Grund für die Heilwirkung dieser Behandlung ist, daß in diesen Punkten oder Zonen des Fußes sich die Organe und Funktionsbereiche des Körpers energetisch widerspiegeln. Allen ganzheitlich orientierten Heilsystemen, zu denen auch die Fußreflexzonen-Massage zählt, ist gemeinsam, daß sie mit der Lebensenergie arbeiten. Diese Energie fließt im ganzen Körper und hält seine Funktionen aufrecht. Sie fließt aber nicht willkürlich, sondern in geregelten Bahnen, die alle Bereiche des Körpers miteinander verbinden. So ist es möglich, über die Behandlung bestimmter Fußpunkte bestimmte Organe oder Körperfunktionen zu beeinflussen. In der indischen Medizin weiß man von etwa 70.000 nervenähnlichen Leitbahnen, den Nadis, die in den Füßen enden. In diesen Bahnen soll die Lebensenergie fließen. Aus welchem Grund sich in den Füßen aber nicht nur der energetische Zustand einzelner, »ausgesuchter« Organe widerspiegelt, sondern der aller Organe, gehört zu den ungeklärten Geheimnissen des Lebens. Ein Teil repräsentiert das Ganze – dies gilt nicht nur für die Füße, sondern auch für andere Teile des Körpers. Wer sich mit Hilfe der Ohr-Akupunktur das Rauchen abgewöhnt hat, weiß, daß die traditionelle chinesische Medizin das Ohr ebenfalls als verkleinertes Abbild des ganzen Körpers betrachtet. Auch weiß man heute, daß in jeder beliebigen Körperzelle die Anlagen für den Aufbau des ganzen Körpers enthalten sind.

Fußreflexzonen-Massage für Kinder

Eine Voraussetzung für die Behandlung Ihres Kindes ist, daß Sie selbst schon einmal eine Fußreflexzonen-Massage bekommen haben und wissen, wie sich die Massagegriffe anfühlen. Auf diesem Niveau ist Fußreflexzonen-Massage vergleichbar mit der Anwendung von Kamillentee oder Wadenwickel. Für ausgesprochen therapeutische Zwecke darf die Fußreflexzonen-Massage nur durch ausgebildete und erfahrene Therapeuten angewendet werden. Viele Menschen bringen ein natürliches Geschick und Einfühlungsvermögen für Massage mit, so daß das Risiko der Anwendung für den Hausgebrauch im Vergleich zum möglichen Nutzen gering erscheint. Wenn Sie mit Sorgfalt und Verantwortungsbewußtsein zu Werke gehen, werden Sie auch die eigenen Grenzen rechtzeitig erkennen und sich an den Chancen der Methode erfreuen.

Laien sollten Fußreflexzonen-Massage nicht anwenden:
- bei Infektionskrankheit,
- bei unklarer Diagnose,
- wenn die Füße verletzt oder erkrankt sind,
- bei Fieber,
- bei Venenentzündung.

Es ist in diesen Fällen zum Teil möglich, Fußreflexzonen-Massage einzusetzen, aber es sind differenzierte Kenntnisse der Methode nötig.

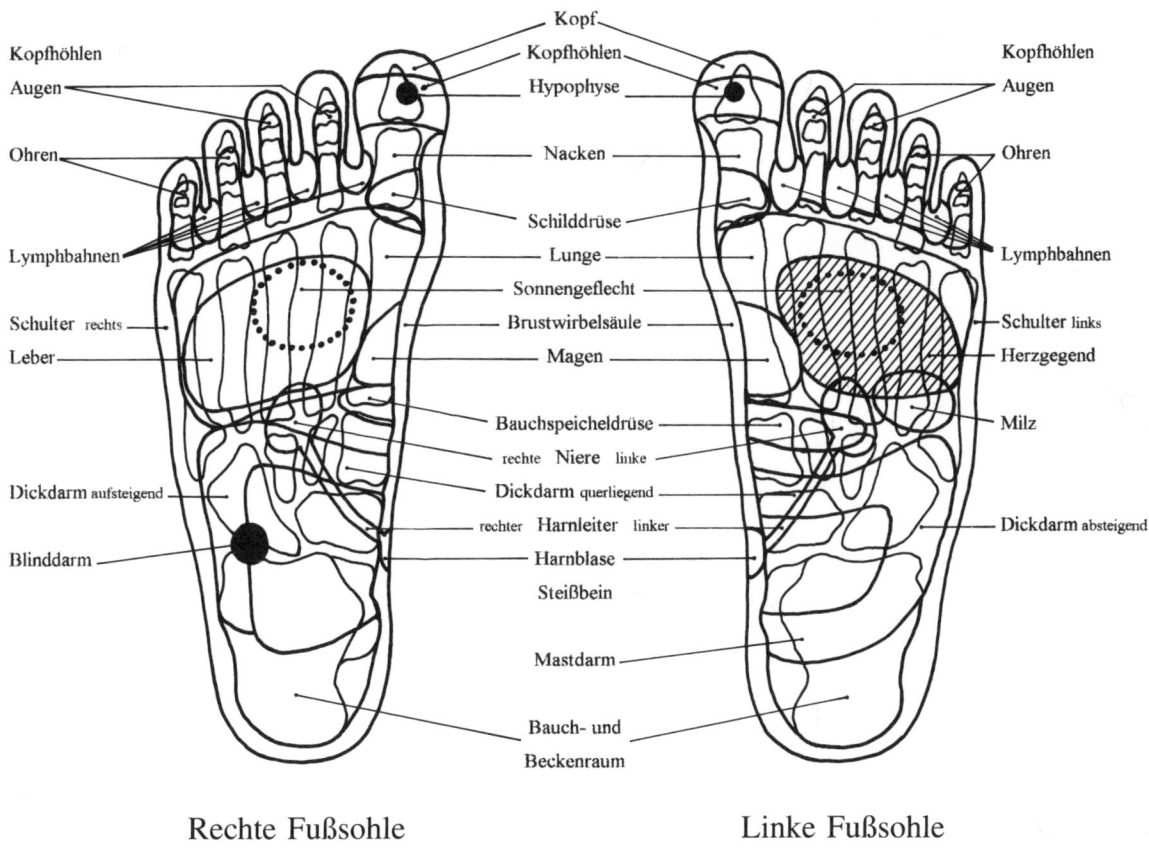

Fußreflexzonen

Die Einteilung der Reflexzonen

Der Arzt Dr. Fitzgerald entwickelte ein Schema, mit Hilfe dessen man die zu behandelnden Punkte und Bereiche an den Füßen leicht finden kann. Dabei werden die beiden Füße als eine Einheit betrachtet. Der rechte Fuß ist zuständig für die rechte Körperhälfte, der linke Fuß für die linke Körperhälfte. Beide zusammen sind das Abbild des ganzen Körpers.

- Organe, die sich in der rechten Körperhälfte befinden, werden am rechten Fuß behandelt. Im Körper links befindliche Bereiche oder Organe werden am linken Fuß behandelt. Ausnahmen können die Bereiche des Kopfes sein, die dann am jeweils anderen Fuß behandelt werden. So kann es nötig sein, das rechte Auge am linken Fuß zu behandeln und umgekehrt. Im Bemühen um Ausgewogenheit wird man jedoch immer beide Füße massieren.
- Der Bereich von Kopf und Schulter entspricht den Zehen bis zu ihren Grundgelenken. Der Brust- und Oberbauchbereich spiegelt sich im Bereich vom Fußballen bis zur Mitte des Fußes wider, der Bauchbereich bis zum Beckenboden im Fußwurzelbereich und im Fersenbein.

Die Druckpunkte werden zum größten Teil auf der Fußsohle bearbeitet. Aber auch der Fußrücken und die Außen- und Innenseiten der Füße sind wertvoll für die Behandlung.

Massagegriffe

Arbeiten Sie mit dem Daumen, mit den übrigen Fingern, mit der Hand oder mit den Knöcheln. Wechseln Sie so, daß sich Ihre Hände immer wieder entspannen können, so daß sich eine rhythmisch fließende Bewegung entwickeln kann. Stützen Sie den Druck der arbeitenden Hand mit der anderen Hand ab. Beobachten Sie die Wirkung Ihres Tuns an Ihrem Kind. Die beste Vorbereitung ist reichlich eigene passive Erfahrung mit Massagen. Dann können Sie innerlich vorwegnehmen, wie sich Ihre Handgriffen anfühlen. Fragen Sie Ihr Kind: Ist das zu fest? Ist das zu leicht? Tut das weh? Respektieren Sie uneingeschränkt den Wunsch und Willen des von Ihnen massierten Kindes.

Die Druckstärke

Es gibt einen untrüglichen Leitfaden zum richtigen Punkt: seine Empfindlichkeit. Der Schmerz gibt eine angemessene Orientierung. Bestimmte Punkte lösen unterschiedliche Grade von Schmerzempfindungen aus, wenn Sie intensiv drücken. Es gibt den Druckschmerz, der einfach vom festen Griff der Hand herrührt. Es gibt aber auch eine Empfindung, die sich davon qualitativ unterscheidet, weil sie am ehesten mit einer Art Nervenschmerz zu beschreiben ist. Es fühlt sich an wie ein stechender Schmerz oder ein heller Schmerz. Diese Empfindung zeigt eine belastete Reflexzone an. Die gestörte Reflexzone bedeutet nicht Krankheit, sondern weist auf einen tendenziell schwachen Bereich hin.

Die Arbeit nahe an der Schmerzgrenze bedeutet nicht, daß Sie einen Punkt so drücken müssen, bis er richtig schmerzt. Im Gegenteil. Eine Art Wohlschmerz sollte die zentrale Erfahrung sein. Die Fußreflexzonen-Massage ist eine energetische Form der Behandlung. Energie kann nur in einem entspannten Körper fließen. Wer angespannt Schmerz erwartet und aushält, bei dem kann die Energie nur schwer in Balance kommen. Deshalb gilt: Entspannung, Loslassen und Vertrauen sind die Grundbedingungen erfolgreicher energetischer Behandlung. Dies gilt sowohl für Sie selbst als auch für Ihr Kind.

- Sie massieren also dort, wo Bereiche besonders empfindlich sind, intensiv und behutsam, nahe an der Schmerzgrenze, mit fließenden Bewegungen. Die Druckstärke richtet sich danach, wie Ihr Kind es am liebsten hat: von fest über hauchzart bis hin zum Arbeiten ohne jeden Hautkontakt.

- Für das Arbeitstempo gilt die Faustregel: Je tiefer und schmerznäher, desto langsamer. Orientieren Sie sich daran, was Ihr Kind annehmen kann und was ihm wohltut.

Dauer und Häufigkeit der Massagen

Sie können Fußreflexzonen-Massage bei sich selbst täglich anwenden, solange Körper, Geist oder Seele nicht mit übermäßig starken Reaktionen antworten. Dabei wird eine Reflexzone bis zu siebenmal massiert. Verweilen Sie nicht länger als 3 Minuten im gleichen Zonenbereich. Die Reflexzonen für Herz, Leber und Wirbelsäule (am Fußballen) sollten noch zurückhaltender, also weniger druckstark und kürzer bearbeitet werden.

- Im allgemeinen gibt man Erwachsenen wöchentlich eine Massage von etwa 40 Minuten bis zu einer Stunde Dauer. Je nach persönlicher Verträglichkeit kann man auch zweimal wöchentlich massieren.

- Bei Kindern empfiehlt es sich, täglich zwischen 2 und 20 Minuten zu massieren. Selbstverständlich nimmt dabei der entspannende und spielerische Teil den Großteil der Zeit in Anspruch, also 90 % Entspannung, Spiel und Kontakt, 10 % Fußreflexzonen-Massage.

Zusammenfaßend lassen sich folgende Grundregeln aufstellen
1. Massieren Sie, wenn Sie sich dazu bereit und in der Lage fühlen.
2. Massieren Sie nicht, wenn Sie überarbeitet, müde, lustlos oder krank sind.
3. Drängen Sie Ihrem Kind die Massage nicht auf, und manipulieren Sie es nicht, indem Sie ihm für Wohlverhalten bei der Massage Belohnungen versprechen.
4. Respektieren Sie die individuellen Wünsche des Kindes.
5. Achten Sie darauf, daß Sie sich während der Massage wohlfühlen.
6. Knüpfen Sie nicht allzu hohe Erwartungen an die Massage. Bleiben Sie unabhängig von Erfolg oder Mißerfolg gelassen und gleichmütig.

Mögliche Wirkungen einer Massage

Natürlich wünschen Sie für sich und Ihr Kind positive Effekte des Massierens. Doch Selbstheilungsprozesse haben ihre eigene Dynamik. Oft haben wir keine Vorstellung davon, welche Unzahl kleinerer und größerer Abläufe sich im Körper als Reaktion auf einen beeinflussenden Faktor wie Massage ereignen. Der Körper ist unablässig darum bemüht, Einflußfaktoren optimal zu integrieren. Oft werden

die Auswirkungen eines solchen Prozesses verwechselt mit der Krankheit selbst. Beispielsweise ist Fieber ein Versuch des Körpers, über die Erhöhung der Körpertemperatur das verlorengegangene, gesundheitliche Gleichgewicht wiederzuerlangen. Es ist notwendig, alle Auswirkungen aufmerksam und geduldig zu beobachten. Man kann dann sehr sanft weitermassieren oder mit weiteren Massagen warten, bis die Symptome abgeklungen sind.
Folgende Reaktionen können eintreten:

- Körperlich-vegetative Reaktionen:

Auffällige Darmgeräusche (lebhafte Peristaltik) sind eine willkommene Antwort auf die Massage. Die vermehrte Peristaltik hat im allgemeinen zu tun mit einem Prozeß des Loslassens und der Entspannung. Der Körper zeigt an, daß er bereit ist, sich aktiv mit dem Geschehen auseinanderzusetzen. Auch Symptome wie Frieren und Kälteschauer, Schwitzen, Hitzewellen, Schweißausbrüche in bestimmten Körperbereichen, kalter Schweiß, trockener Mund oder vermehrter Speichelfluß, Prickeln, Jucken, Schmerzen, Stechen und ähnlich eigenartige Körperempfindungen, aber ebenso Schwächegefühl, Müdigkeit, Betriebsamkeit, Aktivität, Bewegungsdrang, Eßlust oder Appetitmangel, Harndrang, Durchfall, Übelkeit, Schwächegefühl, veränderter Geruch von Stuhl und Urin, vermehrter Ausfluß als Selbstreinigung des Körpers, Herzklopfen, Schmerzen in den Füßen können positive Reaktionen des Körpers sein. Auch wenn diese Symptome unangenehm sein mögen, können sie doch als Begleiterscheinungen eines Selbstheilungsprozesses positiv zu bewerten sein. Im allgemeinen erstreckt sich ein solcher Prozeß auch über einige Tage. Sie sollten aber zu Ihrer eigenen Beruhigung und Sicherheit bei massiven Beschwerden Ihren Arzt, Heilpraktiker oder Therapeuten aufsuchen, wenn diese Anzeichen nach ein bis zwei Stunden nicht abgeklungen sind.

- Seelische Reaktionen:

Besondere Empfindsamkeit, Gefühlsschwankungen und Gefühlsausbrüche, Weinen, Wut, Angst, Lachen, verstärkte Wahrnehmung der eigenen Bedürfnisse Gefühle und Bedürfnisse kommen nicht plötzlich angeflogen. Sie werden zurückgehalten und verdrängt und mit Hilfe großer Anspannung in Gewebe, Muskeln und Organen eingeschlossen. Im allgemeinen leitet ein Loslassen und Zulassen solcher Gefühle den Heilungsprozeß ein. Es ist nicht einmal nötig, genau zu wissen, mit welchen Situationen ein bestimmtes Gefühl in Verbindung zu bringen ist. Wichtig ist auch in diesem Fall Aufmerksamkeit, Zuwendung und Gelassenheit gegenüber der Emotion.

- Mentale Reaktionen:

Trancezustände oder besondere Geistesgegenwart, lebhafte Träume und eine gute Erinnerung daran können das Wiedererwachen von Kreativität bedeuten.

Erinnern Sie sich daran, daß Krankheiten auch eine geistig-seelische Komponente haben. Bejahen Sie den Genesungsprozeß, der auf der geistigen Ebene gleichbedeutend ist mit einem Reifeprozeß.

Die Massagen und Spiele

Das ist der große Zeh

Diese Massage hilft bei:
- Problemen mit den Zähnen,
- Halsentzündung (großer Zeh),
- Mittelohrentzündung (4. und 5. Zeh),
- Schnupfen (großer Zeh),
- Problemen mit den Augen (2. und 3. Zeh).

> **Das ist der große Zeh,**
> **der braucht viel Platz, juchhe.**
> **Das ist der zweite,**
> **der steht ihm zur Seite.**
> **Jetzt kommt der dritte,**
> **der steht in der Mitte.**
> **Wer ist denn dieser hier?**
> **Das ist die Nummer vier.**
> **Und jetzt der Kleine –**
> **keiner ist alleine.**

So massieren Sie Ihr Kind

> **Das ist der große Zeh,**
> **der braucht viel Platz, juchhe.**

Sie fassen den großen Zeh an und bewegen ihn intensiv und sanft aus dem Grundgelenk auf und ab.

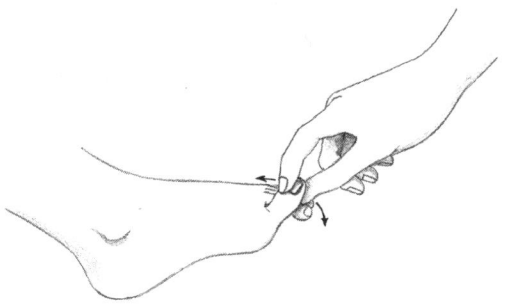

Das ist der zweite,
der steht ihm zur Seite.
Jetzt kommt der dritte,
der steht in der Mitte.

Auch der zweite Zeh und der mittlere Zeh werden rhythmisch auf- und abbewegt.

Wer ist denn dieser hier?
Das ist die Nummer vier.
Und jetzt der Kleine –
keiner ist alleine.

Ebenso bewegen sie den vierten Zeh und den kleinen Zeh.

Dann fassen Sie alle Zehen gleichzeitig, biegen sie nach oben, lösen die Finger wieder und streichen vom Rist in Höhe der Knöchel bis zu den Zehenspitzen und darüber hinaus. Wiederholen Sie das Ausstreichen mehrmals.

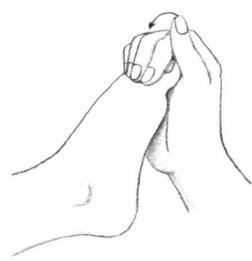

- Diese Massage bringt die Aufmerksamkeit vom Kopf in die Füße; sie führt von der Bewegung in die Ruhe. Zudem regt sie den Kreislauf an, fördert über die Fußreflexe die Durchblutung im Kopfbereich; die Massage entspannt und entkrampft.

Himpelchen und Pimpelchen

Die Massage hilft Kindern:
- die nur kurz bei der Sache bleiben können,
- »leichtsinnig« oder »zerstreut« und vergeßlich sind,
- sich häufig selbst verletzen und zu Unfällen neigen,
- sehr viel plappern und dabei wenig von ihrer Umgebung wahrnehmen,
- sich in ihren Gedanken verlieren,
- viel Abwechslung und Anregung brauchen.

Die Massage unterstützt die Selbstheilungskräfte bei
- Kopfschmerzen,
- Stirnhöhlenentzündung,
- Mittelohrentzündung,
- Augenfehlern.

> **Himpelchen und Pimpelchen,**
> **die stiegen auf einen Berg.**
> **Himpelchen war ein Heinzelmann**
> **und Pimpelchen ein Zwerg.**
> **Sie blieben lange oben sitzen**
> **und wackelten mit ihren spitzen Zipfelmützen.**
> **Doch nach 27 Wochen**
> **sind sie in den Berg gekrochen.**
> **Dort schlafen sie in süßer Ruh.**
> **Seid mal still und hört gut zu.**
> **ch..m…….ch…..m**

So massieren Sie Ihr Kind

Sie beginnen beim rechtshändigen Kind mit dem rechten Fuß, beim linkshändigen mit dem linken Fuß. Wenn allerdings das Kind mit dem anderen Fuß beginnen möchte, respektieren Sie seinen Wunsch.

> Himpelchen und Pimpelchen,
> die stiegen auf einen Berg.

Lassen Sie Ihre Finger auf der Fußsohle von der Ferse bis zur Spitze des großen Zehs spazieren.

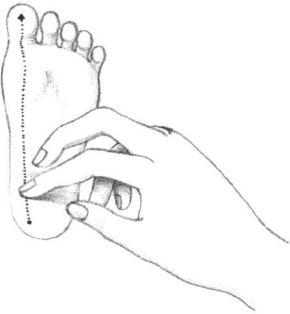

> Himpelchen war ein Heinzelmann
> und Pimpelchen ein Zwerg.

Drücken Sie Nagel und Beere des großen Zehs mehrmals zusammen, eher kräftig, jedenfalls so, daß es dem Kind angenehm ist. Sie drücken alle Zehenspitzen (Zehenbeeren) und kommen bei »Zwerg« beim kleinen Zeh an. Drücken Sie wieder alle Zehenbeeren, vom kleinen bis zum großen Zeh.

> Sie blieben lange oben sitzen
> und wackelten mit ihren spitzen Zipfelmützen.

Sie bewegen dabei die Zehen sanft aus den Grundgelenken auf und ab.

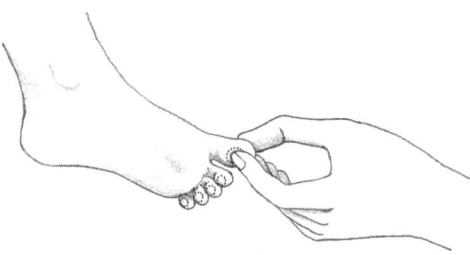

**Doch nach 27 Wochen
sind sie in den Berg gekrochen.**

Massieren Sie jetzt mit dem Daumen der einen Hand tief und sanft die Zehenhälse. Die andere Hand stützt.

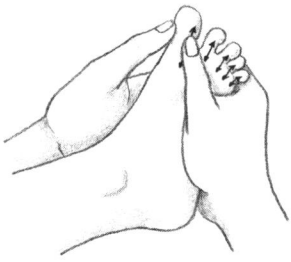

**Dort schlafen sie in süßer Ruh.
Seid mal still und hört gut zu.
ch..m......ch......m**

Halten Sie zum Schluß den Fuß eine Weile ruhig in den Händen, mit leichtem Daumendruck auf dem Punkt Sonnengeflecht, und atmen Sie hörbar aus dem Bauch heraus. Anschließend nehmen Sie sich den anderen Fuß vor und massieren ihn in gleicher Weise.

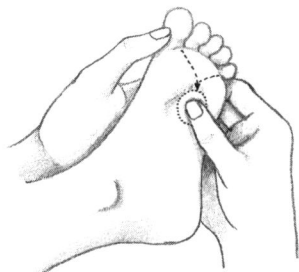

● Die Massage hilft den Kindern, sich zu konzentrieren. Sie läßt lebhafte Kinder rascher abschalten und sich entspannen. Besonders geeignet ist die Massage für Kinder, die viel nachdenken und grübeln. Sie läßt sie die Realität der Umgebung klarer wahrnehmen und führt sie zu entspannter Aufmerksamkeit.

Eine alte dicke Ente

Diese Massage hilft bei:
- Durchfall,
- Verstopfung,
- Bauchweh,
- Blähungen.

> Eine alte dicke Ente,
> geht nicht gerne schnell.
> Ja, sie möchte – wenn sie könnte,
> doch sie ist zu korpulente.
> Solche alte dicke Ente
> kommt nicht von der Stell'

So massieren Sie Ihr Kind

Mit dem Daumen werden bedächtig und gleichmäßig die Fußsohlen zwischen Ferse und Fußmitte gedrückt. Beginnen Sie mit dem rechten Fuß. Unterstützen Sie mit einer Hand den Fußrücken und üben Sie mit dem Daumen der anderen Hand Druck aus. Verschieben Sie den Daumen nach jeder Berührung um einige Millimeter.

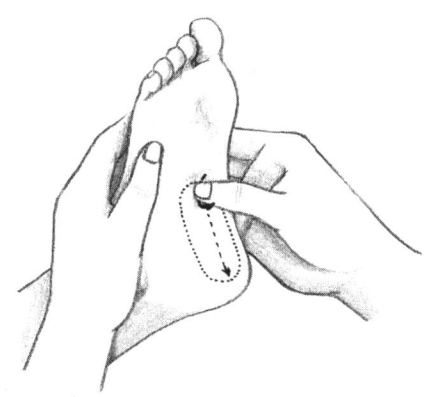

Alle meine Entchen

Diese Massage hilft bei:
- Schnupfen,
- Halsentzündung,
- Mittelohrentzündung,
- geschwächter Abwehrkraft.

**Alle meine Entchen
schwimmen auf dem See,
schwimmen auf dem See,
Köpfchen in das Wasser
Schwänzchen in die Höh.**

So massieren Sie Ihr Kind

Sie streichen die »Schwimmhäute« im Zwischenzehenbereich aus, indem Sie das Gewebe zwischen Daumen und Zeigefinger nehmen. Dabei streifen Sie das Gewebe mit einer langgezogenen Bewegung sanft und intensiv aus.

Alle meine Entchen

Beginnen Sie mit dem Bereich zwischen dem großen Zeh und dem »Zeigezeh«.

schwimmen auf dem See,

Gehen Sie dann zum 2./3. Zwischenbereich.

schwimmen auf dem See,

Streifen Sie den 3./4. Bereich aus,

Köpfchen in das Wasser

ebenso den 4./5. Gewebebereich.

Schwänzchen in die Höh.

Streichen Sie jetzt mit den Hand-Innenflächen von der Wade noch einmal über Knöchel, Rist, Ferse und Fußsohlen.

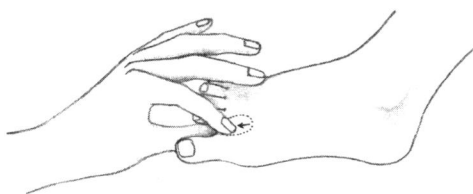

- Das Ausstreichen der Schwimmhäute ist eine effektive Methode der Fußreflexzonenarbeit. Wenn die Lymphgefäße ungenügend arbeiten, sind die entsprechenden Zwischenzehenbereiche empfindlich oder sogar schmerzhaft. Es ist notwendig, gerade an den empfindlichen Bereichen zu arbeiten, dabei aber in der Druckstärke so einfühlsam zu sein, daß die Berührung als angenehm empfunden wird. Je stärker der Druck, um so langsamer und behutsamer bewegt sich die Hand. Sie können auch die Schwimmhäute der Hände ausstreichen und so die Handreflexe stimulieren.

Hopp, hopp, hopp, Pferdchen lauf Galopp

Diese Massage hilft Kindern:
- die still und zurückhaltend oder
- unruhig, zappelig und überaktiv sind.

**Hopp, hopp, hopp,
Pferdchen, lauf Galopp
über Stock und über Stein.
Pferdchen, brich dir ja kein Bein.
Hopp, hopp, hopp, hopp, hopp –
Pferdchen, lauf Galopp.**

So massieren Sie Ihr Kind

Eine Hand stützt den Fuß am Fußrücken. Die arbeitende Hand galoppiert mit einem kurzen, nicht zu leichten, federnden Daumendruck über die Fußsohle des Kindes, drei bis vier Galoppsprünge pro Verszeile. Anschließend massieren Sie den anderen Fuß.

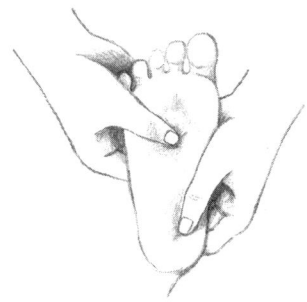

- Mit dieser leichten Daumendruckmassage auf der Fußsohle geben Sie den Reflexen leichte Impulse. In der Fußsohle münden etwa 70.000 nervenähnliche Bahnen, die auf diese Weise angeregt werden und zu einer Belebung im gesamten Energiesystem des Körpers führen. Psychologisch gesehen zeigen Sie mit diesen Hopp-Galoppsprüngen, die wie eine leichte Schaukelbewegung auf den Organismus wirken, wie angenehm und lustvoll es ist, über die Felder zu jagen.

Hoppe, hoppe Reiter

Diese Massage hilft bei:
- Neigung zu Blasenentzündung,
- Reizblase,
- Problemen mit Harnleiter und Nieren.

**Hoppe, hoppe Reiter
wenn er fällt, dann schreit er.
Fällt er in den Graben,
fressen ihn die Raben.
Fällt er in das grüne Gras,
macht er sich sein Höschen naß.
Fällt er in den Sumpf,
macht der Reiter plumps.**

<u>So massieren Sie Ihr Kind</u>

Dieses Pferd galoppiert gemütlich im Schaukelpferdrhythmus.
Der Daumen schaukelt sich von der Fußmitte (dem Nierenpunkt der Fußreflexzonen) über die harnableitenden Wege nach schräg innen-unten zur Fuß-Innenseite. Dort (auf dem Punkt Harnblase) verweilt der Daumen, indem er diesen Punkt beruhigend und bestätigend in der Tiefe festhält.

Hoppe, hoppe Reiter

Sie drücken einmal auf »Hoppe« und einmal auf »Reiter«, indem Sie zweimal den Nierenpunkt drücken.

> wenn er fällt, dann schreit er.

Auf »wenn« und »schreit« drücken Sie weiter.

> **Fällt er in den Graben,**
> **fressen ihn die Raben.**
> **Fällt er in das grüne Gras,**
> **macht er sich sein Höschen naß.**

In diesem Rhythmus bewegen Sie sich schaukelnd weiter.
Jetzt sind Sie am Punkt Harnblase angekommen und halten an dieser Stelle bis zum Ende des Verses in der Tiefe fest, ohne den Daumen zu bewegen.

> **Fällt er in den Sumpf,**
> **macht der Reiter plumps.**

● Die Massage der harnableitenden Organe über die Fußreflexe ist hochwirksam. Es wird empfohlen, mit einem guten, festen Gewebekontakt und beruhigend, das heißt, in der Tiefe länger haltend, zu massieren. Die Haltung während des Massierens strahlt Ruhe und Gelassenheit aus. Für Eltern, die durch die Unbequemlichkeiten eines immer wieder nassen Bettes – Arbeit, Geruch, Angst – genervt sind, ist das ein hoher Anspruch. Hinzu kommt, daß Bettnässen oft allzu vereinfachend mit einer angespannten Eltern-Kind-Beziehung begründet wird.
Um so wichtiger ist es, daß Sie sich vor der Massage selbst entspannen. Lösen Sie sich von Angst, Verzweiflung und Schuldgefühlen. Alle Kinder lernen im Lauf der Zeit, wie sie ihre Blasenmuskulatur beherrschen können. Bei sensiblen Kindern, die auch besonders tapfer sein wollen oder die sich auf diese Weise behaupten wollen, dauert es im allgemeinen länger.

Morgens früh um sechs

Diese Massage hilft bei:
- Halsweh,
- Husten,
- Schnupfen,
- Bauchweh,
- Verdauungsstörungen,
- Zahnschmerzen,
- Herz-Kreislauf-Beschwerden,
- geschwächter Abwehr.

> **Morgens früh um sechs
> kommt die alte Hex.
> Morgens früh um sieben
> schabt sie gelbe Rüben.
> Morgens früh um acht
> wird Kaffee gemacht.
> Morgens früh um neun
> geht sie in die Scheun.
> Morgens früh um zehn
> holt sie Holz und Spän.
> Feuert an um elf,
> kocht dann bis um zwölf
> Fröschebein und Krebs und Fisch –
> Hurtig, Kinder, kommt zu Tisch!**

So massieren Sie zunächst sich selbst

Geben Sie diese Massage zunächst sich selbst. Massieren Sie mit der einen Hand die andere Hand. Beginnen Sie beim Handballen am Grundgelenk des Daumens und arbeiten Sie sich bis zum Nagel vor. Spüren Sie nach, wie es ist, die Hautoberfläche zart kreisend zu berühren. Massieren Sie dann tiefer bis zum fleischigen Teil der Muskulatur.

Fühlen Sie, wie wohltuend ein intensiver Druck auf empfindliche Punkte sein kann. Tasten Sie sich bis zum Knochen vor, besonders in Nähe des Nagelbettes. Massieren Sie besonders tief in der Hand-Innenfläche und arbeiten Sie alle Finger vom Grundgelenk bis zu den Spitzen durch. Widmen Sie sich auch mit Sorgfalt den »Schwimmhäuten« zwischen den Fingern sowie den Handkanten und dem Handgelenk auf der Arm-Innenseite.
Achten Sie darauf, daß das entstehende Gefühl wohlig-weh ist. Genießen Sie die Empfindungen, dehnen Sie diese aus und lassen sie solange wie möglich nachklingen.
Wenn Sie auf diese Weise etwas praktische Erfahrung am eigenen Körper gesammelt haben, können Sie auch Ihrem Kind eine Handmassage geben.

So massieren Sie Ihr Kind

Beginnen Sie, Ihrem Kind die Hände zu massieren mit einer Druckstärke, die ihm angenehm ist.

**Morgens früh um sechs
kommt die alte Hex.**

Zuerst massieren Sie Handballen, Grundgelenk, zweites Gelenk und Spitze des Daumens und drücken bei »Hex« verstärkt auf Nagel und Daumenspitze.

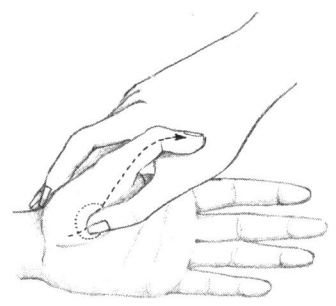

**Morgens früh um sieben
schabt sie gelbe Rüben.**

Gehen Sie weiter zum Zeigefinger und drücken die Fingerspitze intensiver bei »Rüben«.

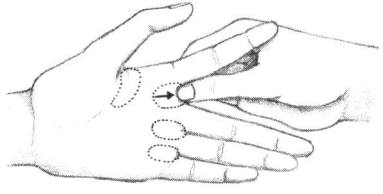

**Morgens früh um acht
wird Kaffee gemacht.**

Massieren Sie nun den Mittelfinger und drücken bei »gemacht« die Fingerspitze.

**Morgens früh um neun
geht sie in die Scheun.**

Jetzt wird der Ringfinger massiert und die Fingerspitze bei »Scheun« gedrückt.

**Morgens früh um zehn
holt sie Holz und Spän.**

Zum Schluß massieren Sie den kleinen Finger und drücken bei »Spän«.

**Feuert an um elf,
kocht dann bis um zwölf**

Drücken Sie ausstreichend die Schwimmhäute zwischen Daumen und Zeigefinger sowie zwischen Zeige- und Mittelfinger,

**Fröschebein und Krebs und Fisch –
Hurtig, Kinder, kommt zu Tisch!**

zwischen Mittel- und Ringfinger sowie zwischen Ringfinger und dem kleinen Finger.

Massieren Sie auch noch die Hand-Innenfläche, die Handkanten und die Punkte über dem Handgelenk auf der Arm-Innenseite.

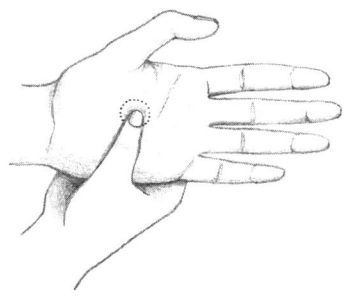

Selbstverständlich ist es wichtig, die andere Hand ebenso zu behandeln.
Beachten Sie dabei die Signale Ihres Kindes, die Ihnen zeigen, ob Ihr Kind sich in der Massage wohlfühlt oder sie ihm unangenehm wird. Wichtig ist, daß Ihr Kind die Massage genießt.

- An der Hand münden und entspringen sechs Meridiane, das sind energieführende Kanäle. Auf den Meridianen liegt eine Reihe von energetischen Punkten, die zu bestimmten Organsystemen gehören. Die Lebenskraft strömt in diesen Kanälen, die den Nervenbahnen zwar ähnlich sind, aber unabhängig davon existieren.

Wenn die Hände schwach sind, so kann dies ein Zeichen für Erschöpfung und eventuell auch für eine Stoffwechselschwäche sein. Nach einer Massage der Hände können Sie spüren, wie sich wohltuende Wärme im Körper ausbreitet.

Körperpsychotherapie

Über den Körper die Seele berühren

Carola spielte gern Tennis. Doch eines Tages begann, ihr linker Arm zu schmerzen. Die Schultermuskulatur war verspannt. Überanstrengung oder Erkältung, meinte sie. Sie bekam Massagen, der Schmerz blieb.
In einer Sitzung mit Körperpsychotherapie arbeitete sie mit Hilfe von Atem, Bewegung und Stimmausdruck an der blockierten Energie der Schulter. Sie konnte den Zugang zu den im schmerzenden Arm gebundenen Gefühlen von Angst, Wut und Trauer wiederfinden. Dabei erinnerte sie sich an die Situation ihrer Kindheit, in welcher diese Gefühle entstanden waren. Damals war sie für ihre Kraft und Aggression bestraft worden. Doch bis ins Erwachsenenalter hatte der Körper die Botschaft bewahrt: Vorsicht, nicht schlagen, sonst wirst Du nicht geliebt. Die Schultermuskulatur geriet daher in die Konfliktspannung zwischen schlagen sollen und nicht schlagen dürfen. Als der Konflikt ausgedrückt und bewußt wurde, lösten sich Schmerz und Spannung in der Schulter.
Der Körper weist Wege, um das wahre Wesen der Person aus vielen Schutzhüllen zu befreien. So könnte man den gemeinsamen Nenner jenes breitgefächerten Netzes von körperorientierten Behandlungsformen beschreiben. Alle haben zum Ziel, den Menschen zu mehr seelischer Gesundheit, Lebensfreude und Selbstbewußtsein zu verhelfen. Alle betrachten den Körper als fleischgewordenen Kronzeugen geistig-seelischer Prozesse. Eine Grundannahme der Körpertherapien ist, daß Körper, Geist und Seele eine Einheit sind. In einem Prozeß wechselseitiger Bezogenheit von Seele, Geist und Körper wird das energetische Potential, das zum Beispiel in einer verspannten Schulter gestaut ist, verändert. Das kann durch verschiedenste Impulse geschehen: durch das Wort, im Hinhören, Hinspüren, Hinatmen, Ausdrücken, Bewegen, Nachsinnen, Erinnern, Zulassen von Impulsen, Empfindungen und Gefühlen, im Bewußtmachen, Integrieren, Neubewerten, vor allem im Kontakt mit einem Du. Wenn die Botschaft, die der verspannte Rückenmuskel gibt, als Gefühl und als Bedürfnis ausgedrückt und bewußt geworden ist, kann der Muskel loslassen. Energie, die dort gebunden war, steht jetzt zur Verfügung, um mit ebenso »gestauten« Lebenssituationen neu umzugehen.

Kurze Geschichte der Körperpsychotherapie

In den Jahren nach 1920 entwickelte der Psychoanalytiker und Freudschüler Wilhelm Reich auf der Grundlage der Charakteranalyse die Vegetotherapie. Er betrachtete das komplexe System der Muskelverspannungen als Schutzpanzerung. Der Muskelpanzer war für ihn der sichtbare Ausdruck der Neurosen, das körperliche Gegenstück zur seelischen Störung. Deshalb verließ er den distanzierten Platz hinter der Couch und arbeitete mit Berührung und Bewegung.
Von der Mitte des 20. Jahrhunderts an gab es bedeutende Weiterentwicklungen, die alle auf den Grundannahmen Reichs beruhen. Alexander Lowen führte mit seiner bioenergetischen Analyse den Ansatz Wilhelm Reichs konsequent weiter und entwickelte eine Vielzahl differenzierter bioenergetischer Übungen. John Pierrakos' Core-Energetik betont in der Körperarbeit den spirituellen Aspekt des höheren Selbst. Gerda Boyesen erweiterte den Ansatz durch ihre Erforschung des Flüssigkeitspanzers, indem sie ihre Biodynamische Therapie durch biodynamische Massagen bereicherte. Ein Stethoskop hilft dem Therapeuten, die Peristaltik der Darmgeräusche abzuhören, um mit der fließenden Energie Ströme von Wohlbefinden freizusetzen. Weitere Vertiefungen verdankt die Körperpsychotherapie Paul Boyesen (Psychoorganische Analyse, Primär-Impulstraining) und David Boadella (Biosynthese). Ich habe hier nur Therapeuten erwähnt, deren Arbeit ich persönlich kennen und schätzen gelernt habe.

Die Atmung als Ventil und Gefühlsbarometer

Nehmen wir die Atmung als ein Beispiel für die körperliche Gesamtheit, die in ihrer Komplexität die Einzigartigkeit jeder menschlichen Persönlichkeit widerspiegelt.
Unsere Atmung ist ebenso einzigartig wie unser Daumenabdruck oder wie der genetische Code, der einer Zelle zu entnehmen ist. Wir entwickeln durch den Atemrhythmus von Ein- und Ausatmen, durch die Tiefe des Atems, durch die Atempausen nach dem Ein- beziehungsweise nach dem Ausatmen und durch die Atemräume, die wir in der Atembewegung erschließen, die uns gemäße Form des Atmens. Weil der Atem ein so getreues Abbild jedes Individuums ist, wird

er in vielen Therapieformen und in alten Systemen oft nur indirekt beeinflußt. Über die Stimme, über die Haltung, über die Wahrnehmung, über gezieltes Nichtbeachten und über Verfeinern wird ebensoviel gearbeitet wie über direktes Training der Atemfunktion. Viele wertvolle Anregungen hat die Körperorientierte Psychotherapie von alten Heilsystemen wie Yoga und Qi Gong übernommen. In der Atmung spiegelt sich in jedem Moment wider, wie unsere geistige Dynamik abläuft, wie wir nach außen gehen und uns zurückziehen und wie unser Gemüt beteiligt ist. Die Atmung zeigt wie ein inneres Gefühlsbarometer, wenn wir Angst haben oder uns freuen. Sie hilft dabei dem Organismus, sich angemessen zu regulieren, indem sie den verstärkten Gefühlsdruck über das Ventil Atmung abläßt. Sooft wir diesem untrüglichen Gradmesser nachspüren, können wir die eigenen Gefühle klar wahrnehmen und werden feststellen, wie sich wie von selbst eine Regulation anbahnt.

Die Atmung drückt auch aus, ob wir mit tieferen Schichten in uns selbst in Kontakt sind. Tieferes Atmen führt in unbewußte und daher angstbesetzte Schichten hinein. Besondere Atemtechniken können die Schutzwälle sprengen, welche uns normalerweise davor bewahren, in die eigenen Untiefen hinabzuschauen.

Der Schutzwall – Maske und Schatten

Der Schutzwall hat unzählige Formen und Gesichter. Hinter der sonnigen Vorderseite, der freundlichen Maske, die wir anderen Menschen zeigen, befindet sich oft ein Schatten aus Selbstmitleid, aus Schuldgefühlen, aus Passivität, aus Illusionen, aus Selbstbetäubung, aus Machtgier, aus Aggression oder Selbsthaß. Kein Mensch kann wirklich ermessen, welche Abgründe in ihm selbst lauern. Oft erahnen wir einen Hauch dieser Wahrheit, wenn wir miterleben, daß ein Kulturvolk aus seiner Mitte Gewalt und Zerstörung hervorbringt und andere Menschen, zum Beispiel Angehörige von Minderheiten, auf unvorstellbar grausame Weise vernichtet. Jeder von uns hätte Gelegenheit, sich selbst in diesem Spiegel, den uns die Medien zeigen, wiederzuerkennen. Doch diese Wahrheit anzuschauen, wäre unerträglich. Deshalb bleibt uns dieser Teil unserer Persönlichkeit wie ein abgründiger Schatten verborgen. Als Schatten wird dieser ungeliebte Bereich hinter dem Schutzwall deshalb auch bezeichnet.

Der Schutzwall wird Fleisch oder Knochen oder Flüssigkeit und äußert sich körperlich: in den Verspannungen unseres Muskelpanzers, in unserer erschlafften oder zu harten Muskulatur, in der Besonderheit unseres Knochenbaues, in Magerheit oder Fettleibigkeit, in der Flüssigkeitsfülle oder der Trockenheit der Gewebe, kurz, als Störung in unserem Körper. In vielen Bereichen des Körpers gibt es keinen natürlichen Energiefluß und keine Pulsation, denn die Energie ist blockiert. Hier verschwindet mit der spontanen Lebenskraft des Kindes ein Teil unserer kreativen Energie.

Um den Schutzwall aufzugeben, brauchen wir Liebe und Anerkennung von Menschen, die uns so annehmen, wie wir sind. Das Sosein braucht Selbstbewußtsein und Vertrauen, das auf dem Boden von Anerkennung und Liebe durch andere Menschen wächst. Eine vertrauenswürdige Beziehung ermutigt uns zu überprüfen, ob der Schutz heute noch nötig ist.

Körperpsychotherapie für Kinder

Jedes Kind macht alle erdenklichen Anstrengungen, um sich selbst zu schützen. Gleichzeitig kämpft es mit größter Intensität für die Ausgewogenheit der Kräfte im Beziehungssystem Familie. Aus Liebe nehmen Kinder unbewußt viele Opfer auf sich. Sie stellen das Gleichgewicht wieder her, indem sie sich auf die Seite der »schwachen« Mutter stellen. Sie lernen dann, sich von ihrer starken Seite zu zeigen. Oder sie zeigen sich solidarisch und werden auch schwach.

Der Spagat zwischen den eigenen Bedürfnissen und den Bedürfnissen anderer Familienmitglieder kostet das Kind viel Kraft und bringt es in Krisen. Verhaltensauffälligkeiten, Kontaktprobleme und Krankheiten von Kindern können hier ihre Ursache haben. Man geht in der Körperpsychotherapie wie in der Familientherapie davon aus, daß die Erkrankung eines Kindes Ausdruck von Unstimmigkeiten innerhalb der gesamten Familie ist. Damit es zu einer Genesung des Kindes kommt, muß deshalb nicht das Kind therapeutisch unterstützt werden, sondern vor allem die Eltern.

Wenn Ihr Kind krank ist oder in seiner Entwicklung steckenbleibt, sind Sie als nahe Bezugsperson besonders wichtig für den Genesungs- und Entwicklungsprozeß. Ihr Kind braucht jetzt Ihre kritische und selbstkritische Aufmerksamkeit und

Zuwendung. Es drückt möglicherweise mit seiner Krankheit aus, daß es eine Situation in der Familie oder näheren Umgebung gibt, die seine Vitalität schwächt. Betrachten Sie dies nicht als Schuldzuweisung. Sie haben durch eine bewußte und annehmende Haltung möglicherweise eine Chance, den Krankheitsverlauf zu beeinflussen. Sie sind der wichtigste Mensch für die Heilung Ihres Kindes. Sie wenden sich dem Kind liebevoll zu, setzen Grenzen und halten Kontakt, Sie machen ihm seine Qualitäten bewußt und wecken sein schlummerndes Potential. Viele der in diesem Buch beschriebenen Massagen und Spiele können Ihnen dabei nützlich sein. Mit Hilfe von Spiel, Massage, Gespräch und Körperübung wird das Selbstvertrauen des Kindes gestärkt, bis es die »Altlasten« der Familie wieder an die Eltern zurückgeben kann.

Die Massagen und Spiele

Ei, wie langsam kommt der Schneck

Dieses Spiel hilft Kindern:
- die besonders hektisch oder langsam sind,
- sich schwer auf Neues einstellen können,
- mehr Flexibilität brauchen,
- Schock, Streß und Neues (Umzug, Eintritt in den Kindergarten, in die Schule) zu verarbeiten haben.

> **Ei, wie langsam, ei, wie langsam
> kommt der Schneck im Gras daher.
> Potz, da wollt' ich anders laufen,
> wenn ich so ein Schnecklein wär.**

So spielen Sie mit Ihrem Kind

Sie fassen die Füße Ihres Kindes.

> **Ei, wie langsam, ei, wie langsam
> kommt der Schneck im Gras daher.**

Sie sprechen die erste und zweite Zeile des Verses sehr langsam und bewegen dabei die Füße des Kindes wie in Zeitlupe.

> **Potz, da wollt' ich anders laufen,
> wenn ich so ein Schnecklein wär.**

Die dritte und vierte Zeile sprechen Sie laut und schnell. Dabei bewegen Sie die Füße des Kindes so schnell, als würde es in hohem Tempo laufen. Das Wort »Potz« sprechen Sie plötzlich laut.
Am besten ist es, wenn Ihr Kind bei diesem Spiel auf dem Rücken liegt. Wechseln Sie zwischen schnell und langsam mehrmals ab.

- Der Reiz dieses Spieles besteht darin, daß zunächst durch die übertrieben langsame Bewegung eine Spannung aufgebaut wird – wie durch die unheimliche Musik in einem Krimi. Der folgende plötzliche Wechsel von langsam auf schnell bedeutet für das Kind einen Schock, aber einen lustvoll erfahrenen Schock.

Jedes Kind hat in seinem Leben schon Schrecksekunden erfahren. Wenn der Schock zu groß ist, wenn er nicht mit lauten Gefühlsäußerungen wie Schreien und mit Bewegungen ausgedrückt und ausgelebt werden kann, bleibt diese Schockerfahrung im Organismus stecken. Die Spannung und die Hormone werden nicht vollständig abgebaut. Das Erlebnis ist nicht verarbeitet, sondern verdrängt. Jeder Gegenstand, jede Farbe oder jeder Klang, der irgendwie Beziehung hat zu der Schockerfahrung, löst auf dem Weg eines bedingten Reflexes ähnliche Angstgefühle aus, ohne daß ein unvoreingenommener Beobachter sagen könnte, warum das Kind gerade jetzt so panisch reagiert.

Manchmal sind Kinder mit extremer Schockerfahrung in wichtigen Situationen wie gelähmt (black-out) oder auch wie eingefroren. Bei anderen erkennt man den unverarbeiteten Schock daran, daß sie sich sehr mechanisch – wie ein Roboter – bewegen oder monoton sprechen. Oft haben solche Kinder Probleme damit, sich auf etwas Neues einzustellen, und wirken auch allgemein passiv.

Dieses Spiel versetzt dem Kind einen Schock »in homöopathischen Dosen«. Es hilft ihm, sich mit plötzlichen Veränderungen zu konfrontieren, sich auf unerwartete Reize einzustellen und sie konstruktiv zu verarbeiten.

Schaukellied

Diese Massage hilft Kindern:
- die in einer Entwicklungsphase sind, in der sie alles hinterfragen,
- immer selbst die Führung übernehmen wollen,
- wenig selbständig oder mißtrauisch sind und immer Kontrolle wollen,
- pessimistisch und zurückhaltend sind,
- verkrampfte Muskeln haben,
- Probleme mit Blase und Darm haben,
- Probleme haben, Führung und Autorität positiv zu erleben.

Schaukellied

Fichten schaukeln
Linden schaukeln
sanft im Winde hin und her.

Lerchen schaukeln
Möwen schaukeln
Schiffe schaukeln auf dem Meer.

Du kannst schaukeln
Ich kann schaukeln
Alles schaukelt hin und her.

So massieren Sie Ihr Kind

Das Kind liegt oder sitzt. Sie fassen zunächst die rechte Hand (beim Rechtshänder) beziehungsweise die Hand, die für Kontakt aufgeschlossener ist. Sie fassen die Hand so, als würden sie »Grüß Gott« sagen mit einem klaren, sicheren, aber nicht klammernden Griff.

Dann beginnen sie mit einer kaum spürbaren Bewegung, hin und her, wiegend und rhythmisch. Wenn Sie Widerstand spüren, halten Sie inne und warten, bis die Hand locker wird, ehe Sie weiterschaukeln. Wenn die Bereitschaft dafür da ist, lassen Sie die Bewegung größer werden. Es sollten fließende Bewegungen sein ohne große Pausen und Ecken. Allmählich kann sich die Bewegung auch nach vorn und hinten, nach oben und unten, in Kurven, Windungen und Schleifen entwickeln, sozusagen unvorhersehbar. Wie ein Blatt im Wind wird die Hand Ihres Kindes emporgetragen, schwebt auf und ab, sinkt und befindet sich in jedem Augenblick in behutsamer Führung.

Unendlich langsam und behutsam wird die Hand – nach etwa zwei Minuten – wieder zurückgelegt.

- Wenn ein Mensch wenig Vertrauen hat, dann äußert sich dies im Zusammenspiel der Nerven und Muskeln bei passiver Bewegung, also wenn er von einem anderen Menschen bewegt wird. Selbst wenn der Verstand den Befehl gibt: ›Überlaß dich dieser führenden Hand!‹, können die Körperzellen und Muskelfasern aus dem eingefahrenen Muster von Vorsicht und Kontrolle nicht ohne weiteres aussteigen.

Das Bedürfnis nach Kontrolle kann sich auf verschiedene Weise äußern:

– Die Hand folgt ein Stück und stoppt dann.
– Die Hand bremst und fühlt sich zurückhaltend an.
– Die Hand fühlt sich leicht an, denn die Person trägt sie selbst.
– Die Hand versucht in einer Art vorauseilendem Gehorsam zu erahnen, wohin es gehen soll.
– Die Hand übernimmt immer wieder selbst die Führung.

Bedeutsam ist auch die Behandlung des Kopfes. Sie halten den Kopf des liegenden Kindes und bewegen ihn behutsam nach rechts und links. Es dauert bei jedem Menschen eine ganze Weile, ehe er seinen Kopf überlassen kann. Manchmal sind Kopf und Hände fähig loszulassen, aber die Beine sind verkrampft, weil sich das Bedürfnis nach Sicherheit im Bereich Becken, Bein und Fuß verkörpert hat; dann schaukeln Sie die Beine.

Haaaaaa

Diese Übung hilft Kindern:
- die viel fernsehen,
- schon früh in den Kindergarten kommen,
- sich unterlegen fühlen,
- leise sprechen und schüchtern sind,
- jähzornig sind,
- zu sehr oder zu wenig aggressiv sind,
- wenig Kontrolle über Stimme und Bewegung haben,
- Streß abzubauen.

> **Haaaaaaaaaaaaaaaaaaaaa.**
> **Ich bin kühn!**
> **Ich bin frei!!**
> **Ich bin gefährlich!!!**

So üben Sie mit Ihrem Kind

Lassen Sie gemeinsam mit Ihrem Kind einen lauten Falken-, Krähen- oder Adler-Ruf erschallen. Wieder und wieder.

Schweben Sie dabei genauso wie Ihr Kind mit weit ausgebreiteten Armen durch die Wohnung oder, noch besser, über die Wiese. Natürlich stößt ein Vogel nirgends an. Es gilt, nichts zu berühren. Passen Sie sich in Ihrer Lautstärke so an, daß Ihr Kind immer etwas lauter ist als Sie. Sollte Ihr Kind nicht seine volle Stärke in die Stimme legen können, so sagen Sie: Der Falke ruft laut. Und immer lauter. Oder leiser, wenn er wegfliegt.

Wenn Ihr Kind chronisch zu viel Lautstärke hat und dazu neigt, die Spielregeln zu vergessen und zu randalieren, fordern Sie es auf, immer ein bißchen leiser zu sein als Sie. Bestehen Sie darauf, daß die Spielregel (nichts berühren) eingehalten wird.

Halloooo

Diese Übung hilft Kindern:
- die leise sprechen und schüchtern sind,
- kurzatmig sind und Asthma haben,
- nicht zuhören können und besonders nervös oder gestreßt sind,
- einen großen Schreck erlebt haben.

Halloo!
Hallo.
Halloooo!
Halloo.
Halloooooo! Halloooo.

<ins>So üben Sie mit Ihrem Kind</ins>

Ihr Kind ruft: Hallo. Sie sind das Echo und geben den Ruf etwas leiser zurück. Oder umgekehrt. Sie rufen und Ihr Kind läßt das Echo erklingen.
Wechseln Sie den Ausdruck der Stimme in Stimmlage, Stimmhöhe, Stimmstärke. Das Echo gibt getreulich alles wider.

- Über die Stimme, über körperliche Bewegung können wir das ausdrücken, was wir gefühlsmäßig im Leben erfahren. Im Laufe unserer Entwicklung lernen wir, diese Bereiche zu kontrollieren. Das hat auch seine Schattenseiten. Die Natur sorgt dafür, daß unter Streß auch dann Stoffe ausgeschüttet werden, wenn wir nicht schreien, nicht flüchten und nicht kämpfen, wie es natürlich wäre. Durch Bewegung und Stimme werden die sich bildenden Hormone wie das Adrenalin verarbeitet und abgebaut. Geschieht dies nicht, bleiben diese Streßprodukte im Körper und können sich schädlich auswirken. Deshalb ist es sehr heilsam, oft die eigene Stimme ertönen zu lassen. Viele Erwachsene haben es verlernt, laut zu schreien. Im allgemeinen wird dann auch das Geschrei der Kinder, die glücklicherweise meistens schreien können, als nervtötend empfunden.

Diese Übung mag für Sie wichtiger sein als für Ihr Kind. (Wo hat man schon Gelegenheit – außer als sportbegeisterter Zuschauer, Sänger oder Schauspieler –, sich stimmlich auszutoben?) Sie dient dem Training der Stimme und des Atems, der Schulung von Kontakt- und Dialogfähigkeit, der Stärkung des Selbstvertrauens.

Mein Häuschen ist nicht grade

Dieses Spiel hilft Kindern:
- die sich schwer entscheiden können,
- vorsichtig, ängstlich und mißtrauisch sind.

> **Mein Häuschen ist nicht grade.**
> **Das ist aber schade.**
> **Mein Häuschen ist ganz krumm.**
> **Das ist aber dumm.**
> **Hui, da bläst der Wind hinein.**
> **Bauz, da fällt das Häuschen ein.**

<u>So spielen Sie mit Ihrem Kind</u>

Das Häuschen – Ihr Kind – steht schon ganz windschief da.
Es neigt sich immer mehr und mehr nach hinten, noch weiter und weiter, bis es, wenn der Wind bläst, nach hinten stürzt in Ihre ausgebreiteten Arme.
Manche Häuschen sind eher geneigt, nach vorne zu fallen. Das ist vielleicht leichter.
Manche Häuschen fallen lieber auf ein weiches Kissen.
Manche Häuschen wollen nicht fallen, sondern zuschauen, wie andere umfallen – Sie zum Beispiel.

- Wer sich fallen läßt, zeigt Vertrauen in sich selbst, in den Menschen, der ihn auffängt, und damit auch ins Leben. Das Kind erfährt sich selbst als mutig und entwickelt Selbstvertrauen. Der Körper, die Muskeln, die Sehnen, die Organe, die Zellen bekommen das Signal: loslassen. Das Kind kann die Erfahrung machen, daß es erlösend und befreiend sein kann, sich fallen zu lassen.

Uuuuaaaaaa

Diese Übung hilft Kindern:
- die zu sehr oder zu wenig aggressiv sind,
- lange am Daumen gelutscht haben,
- ihre Kreativität zurückhalten,
- nachts mit den Zähnen knirschen,
- Probleme im Mund- und Zahnbereich haben.

> **Uuuuaaaaaaaaaaa.**
> **Uaaaaaaaaaaaaaaaaa.**
> **Uuuaaauuuaaaaaaaauuaaaa.**

So üben Sie mit Ihrem Kind

Gähnen Sie mit Ihrem Kind nach Herzenslust, ungeniert wie eine Katze. Fletschen Sie dabei die Zähne. Lassen Sie Ihre Stimme entspannt ertönen.

Ertasten Sie mit den Fingern alle verkrampften Punkte im Kieferbereich – bei sich selbst und bei Ihrem Kind. Massieren Sie mit beiden Händen die angespannten Punkte um den Mund, um den Oberkiefer und um den Unterkiefer. Massieren Sie mit der rechten Hand die linke Gesichtshälfte und mit der linken Hand die rechte Gesichtshälfte.

Natürlich ist es nützlich und wichtig, daß Kinder lernen, wie man sich in unserer Gesellschaft angepaßt verhält, wie man also beim Gähnen die Hand vorhält oder auch das Gähnen unterdrückt. Wir lernen, die Zähne zusammenzubeißen. Das ist notwendig. Wir lernen jedoch zu wenig, dort wieder zu entspannen. Da im Kiefer- und Mundbereich viel Kontrolle stattfindet, gibt es dort auch viel Verspannung, Fehlbildung und Schädigung der Zähne durch Blockaden. Um gesund, kreativ und leistungsfähig zu bleiben, sollte man solche energetischen Blockaden auch wieder lösen.

Mehrmals täglich energetisch gähnen, ist eine ebenso einfache wie effektive Maßnahme, die man sich angewöhnen sollte wie das Zähneputzen. Denn es hilft, sich zu entspannen, sorgt für eine bessere Durchblutung im Zahn- und Mundbereich, setzt Energie frei und fördert die Kreativität.

Ich bin, wie ich bin

Dies auszusprechen und sich bewußt zu machen, ist keine Massage und kein Spiel, sondern ein Lebensprinzip. Wir können es unseren Kindern – wie auch immer ihre oder unsere Eigenarten sein mögen – vermitteln, wenn wir es ihnen vorleben, täglich und stündlich, als Haltung und auch mit Worten. Es unterstützt das Selbstbewußtsein, wenn es nicht rechtfertigend oder entschuldigend verwendet wird, sondern bestätigend.
Wir schlüpfen in die verschiedensten Rollen, doch unsere Einmaligkeit verlangt danach, daß wir uns selbst treu bleiben.

Ich bin, wie ich bin.

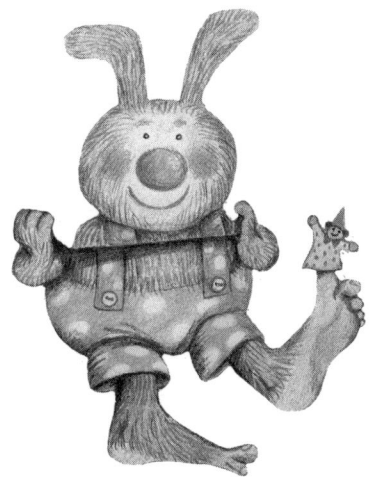

Knurrrrr

Dieses Spiel hilft Kindern:
- die aggressiv oder jähzornig sind,
- nicht wissen, wohin mit ihrer Kraft,
- sich nicht wehren können,
- sich schwach fühlen und nie laut und aggressiv sind,
- von anderen geschlagen werden,
- Probleme mit Zähnen und Kiefer haben.

Knurrrrr
Rrrrrrrrrrrrrrrrrrr
rrrrrrrrrrrrrrrrrrrrrrr
rrrrrrrrrrrrrrrrrr
rrrrrrrrrrrrrr
rrrrrrrrrrrrrrrrrrrrrrrrrrrr

So üben Sie mit Ihrem Kind

Mit Drrrrrrrrohgebärden und grrrrrrrrrrreulichen Grrrrrrrrrrimassen beginnen Sie ein Knurrspiel. Ihr Kind knurrt Sie an und Sie knurren zurück, wie zwei Rivalen kurz vor der Rauferei. Schieben Sie dabei den Unterkiefer drohend nach vorne. Lassen Sie Ihre Stimme laut werden, aber geben Sie sich immer etwas gedämpfter und furchtsamer als Ihr Kind. Provozieren Sie seine Aggression und äußern Sie Respekt für seine Stärke. Selbstverständlich darf das Gegenüber niemals tätlich angegangen werden.

- Es gibt in unserer Gesellschaft ein Ungleichgewicht zwischen innerer Gewaltbereitschaft und den gesellschaftlich tolerierten Möglichkeiten, Aggression auf harmlose Weise auszuleben. Die Medien, vor allem natürlich die Fernsehsender, überschlagen sich geradezu in dem Bemühen um immer härtere Gewaltszenen. Das wäre nicht möglich, wenn diese Programme nicht auf Zustimmung bei einem breiten Publikum stoßen würden. Das wiederum wäre nicht möglich, wenn unsere gesellschaftlichen Bedingungen nicht diese Härte gedeihen ließen. Wie ein Barometer läßt sich an diesen Szenen von schockierender Grausamkeit ablesen, wie es um unser verdecktes Kraft- und Gewaltpotential steht. Aggression an sich ist weder gut noch schlecht – es kommt darauf an, ob sie als Stärke eingesetzt wird oder als vernichtende Gewalt.

Kinder (und eigentlich noch mehr die Erwachsenen) brauchen Raum und Gelegenheit, um ihre Aggression auszudrücken und um zu lernen, mit ihrer Stärke bewußt umzugehen. Wer hemmungslos schlägt, besitzt seine Stärke nicht, sondern wird von ihr besessen. Wer sich nur ängstlich zurückzieht, besitzt seine Stärke genausowenig. Zähne und Kiefer sind ein körperlicher Bereich, in dem viel Aggression zurückgehalten wird.

Das Spiel löst Spannungen im Kiefer und sorgt für eine bessere Durchblutung. Es bietet die harmlose Gelegenheit, Aggressionen abzubauen, sich zu messen und die eigene Stärke darzustellen. Es bietet Gelegenheit, die eigene Aggressivität bewußt zu erfahren und zu innerer Balance und Ausgeglichenheit zu finden.

Mag ich nicht!

Dieses Spiel hilft Kindern:
- die im Trotzalter sind,
- besonders aggressiv sind,
- keine Trotzphase hatten und sich nicht durchsetzen können,
- eine leise Stimme haben,
- unter Allergien leiden.

> **Magst du – die Blumen gießen?**
> **Mag ich nicht!**
> **Magst du – ...?**
> **Mag ich nicht!**

So spielen Sie mit Ihrem Kind

Halten Sie die Hände gegen die Fußsohlen des Kindes. Das Kind soll und darf gegen die Hände strampeln und sie wegstoßen. Ermutigen Sie Ihr Kind, so laut wie möglich zu schreien und so kräftig wie möglich zu treten. Schützen Sie sich mit einem Kissen, wenn es nötig ist.
Finden Sie für dieses Spiel ein »Thema« aus dem Erfahrungsbereich Ihres Kindes. Sie können die Formulierung nach Gutdünken abwandeln, zum Beispiel »Sei schön leise.« – »Nein!!!« oder »Ja!« – »Nein!«

- Der Sinn des Spieles ist, dem Kind Gelegenheit zu geben, seine Bedürfnisse nach Selbstbestimmung und Widerstand in spielerischer Weise auszuleben. Es soll seine Stimmgewalt im Nein-Schreien innerhalb der vorgegebenen Grenzen eines spielerischen Rituals ausprobieren können. Dies führt zu einer Stärkung von Ichbewußtsein und Identität.

Der angemessene Umgang mit Aggression ist für Eltern eine große Herausforderung. Um seinen Platz im Leben zu behaupten, muß jeder Mensch seine Fähigkeit zur Aggression erfahren und besitzen. Erst dadurch kann er selbstbewußt auftreten. Fäuste, Füße und Stimme sind gut geeignete Ventile, um angestaute Wut zu entladen. Auch uns Erwachsenen täte es gut, wenn wir den täglichen Streß in naturgemäßer aber harmloser Form ausagieren würden. Vielleicht finden Sie sogar Freude daran, bei diesem Spiel mit Bewegung und Stimme eigene Streßhormone abzubauen. Sie werden feststellen, daß Ihr Kind auf diese Weise die Trotzphase ohne besondere Probleme durchläuft.

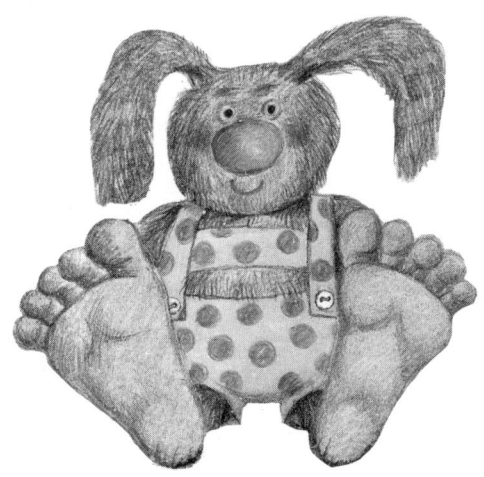

Wie reiten denn die Damen?

Dieses Spiel hilft:
- allen Kindern.

> Wie reiten denn die Damen?
> Hopp, hopp, hopp.
> Wie reiten denn die Herren?
> Galopp, galopp, galopp.
> Wie reiten denn die Bauern?
> Rumpumpel, – rumpumpel,
> rumpumpel, rumpumpel, rumpumpel, rumpumpel
> rumpumpel, rumpumpel, die plumps

So spielen Sie mit Ihrem Kind

Das Kind sitzt auf Ihrem Schoß, mit dem Rücken zu Ihnen oder auch mit Blick zu Ihnen. Mit Ihren Knien und Oberschenkeln lassen Sie das Pferd zunächst einmal für die Damen angenehm und elegant gemächlich im Schritt gehen.
Den Herren darf man schon ein paar Galoppsprünge zumuten, so daß Pferd und Reiter in Schwung kommen.
Dieses Pferd kommt von der Koppel und ist noch nie geritten worden. Es macht einen Satz nach links, dann einen Satz nach rechts. Mit vielen wilden Galoppsprüngen wirft es schließlich den Reiter ab.

- An diesem Spiel wird jedes Kind seine Freude haben. Und Lachen ist gesund. Es ist die beste Medizin.

Maus, Maus, komm heraus

Dieses Spiel hilft Kindern:
- die unkonzentriert,
- ängstlich,
- zögerlich und vorsichtig sind.

> **Maus, Maus, komm heraus,**
> **sonst kratz ich dir die Augen aus.**
> **Ich will aber nicht.**
> **So pack ich dich.**

So spielen Sie mit Ihrem Kind

Die Katze (Ihre Hand) lauert vor dem Mauseloch, wo sich die Maus (Hand Ihres Kindes unter der Decke) verborgen hält. Die Stimme klingt wild. Hier spitzt die Maus unter der Decke hervor. Jetzt packt die Katze zu. Die Maus darf fliehen oder erwischt werden. Sie können mit Ihrem Kind verabreden, daß die Maus immer schneller ist als die Katze. Dann dürfen Sie die Maus nicht erwischen.
Später werden die Rollen getauscht. Kindkatze fängt Elternmaus. Es gelten die gleichen Regeln.
(Variante: Fangspiel im Freien, zu zweit oder als Spiel in der Gruppe.)

- Lassen Sie sich überraschen von der Spielfreude, dem Einfallsreichtum und der Raffinesse der Maus. Erschrecken Sie vor der wilden Entschlossenheit der Katze. Fürchten Sie sich auch davor. Lassen Sie Ihr Kind selbstbewußt werden, und fördern Sie seine Konzentrations- und Reaktionsfähigkeit sowie seine Freude am Spielen mit Stärke und Schwäche.

Da kommt eine Maus

Diese Massage hilft Kindern:
- die oft an Infektionen erkranken.

**Da kommt eine Maus,
Da kommt eine Maus,
Klingelingeling,
ist der Wolpi nicht zu Haus?**

So massieren Sie Ihr Kind

Die Maus marschiert in Gestalt von Zeige- und Mittelfinger vom Nabel des Kindes aus senkrecht auf dem Brustbein nach oben. Etwas oberhalb der Brustwarzen auf dem Brustkorb macht sie halt und klingelt und klopft und trommelt. Sie können an ihrem eigenen Brustbein zeigen, wie ungeduldig die Maus mit den Fingern beider Hände gegen die Tür bumpert, weil die Schlafmütze da drinnen gar nicht hören will.

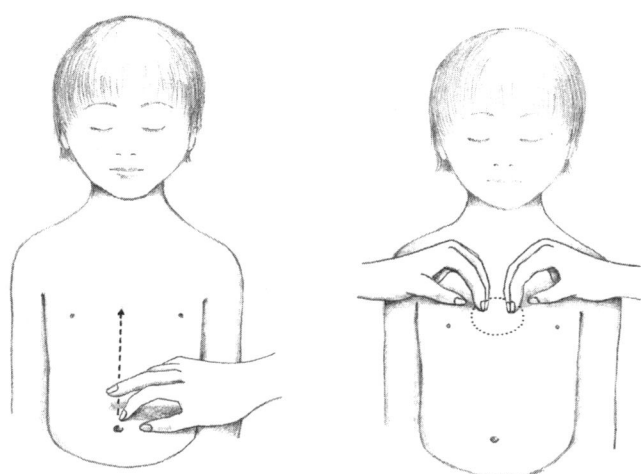

- Jeder Mensch kann seine Körperabwehr stärken, indem er mehrmals täglich die Thymusdrüse durch leichtes Klopfen mit den Fingern oder den Knöcheln anregt. Die Thymusdrüse ist eine Hormondrüse, deren Hormone das Abwehrsystem des Körpers beeinflussen.

Da rasselt der Kessel

Diese Massage hilft:
- allen Kindern.

> **Da rasselt der Kessel,**
> **da klappert der Topp.**
> **Da tanzen die Mäuse**
> **reihum im Galopp.**

So spielen Sie mit Ihrem Kind

Machen Sie ein Konzert mit geeigneten Gegenständen. Erfinden Sie eine Melodie und singen Sie. Fassen Sie sich an den Händen und tanzen Sie im Walzerschritt. Tanzen Sie im Galopp.

- Stimme und Bewegung sind körperliche Blitzableiter für alle Frustrationen. Singen und tanzen Sie sich gemeinsam mit Ihrem Kind alle Widrigkeiten, allen Streß und Ärger, alle Angst von der Seele.

Er kann jeden Zeh bewegen

Diese Gymnastik hilft Kindern:
- deren Füße Kräftigung brauchen,
- die verformte Füße haben (Spreizfuß, Senkfuß).

> **Er kann jeden Zeh bewegen.**
> **Den Fuß ganz spitz machen**
> **die Zehen spreizen**
> **mit der Fußsohle Gesichter schneiden.**
> **Er kann mit den Zehen**
> **nach einer Kastanie greifen**
> **und sie wieder loslassen.**

So spielen Sie mit Ihrem Kind

Lassen Sie sich von dem Vers dazu anregen, mit Ihrem Kind alle Bewegungsmöglichkeiten der Füße auszuprobieren. Denken Sie daran, daß Sie Ihre Füße auch immer wieder entspannen.

- Gymnastik mit den Füßen und Spaß dabei haben – das tut uns allen gut. Dieses Spiel fördert die Kräftigung des Fußes, die Beweglichkeit der Muskeln und Sehnen; es pflegt die Füße und beugt Fehlbelastungen frühzeitig vor.

Schnüff

Dieses Spiel hilft Kindern:
- die eifersüchtig sind,
- sehr brav und bemüht sind,
- ein übertriebenes Schamgefühl haben.

**Schnüff,
Schnüff,
schnüfffff.**

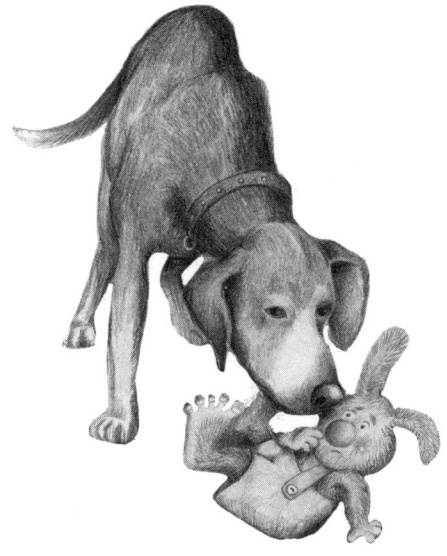

So spielen Sie mit Ihrem Kind

Darf ich mal schnuppern? MMMMaaaaaaa.
Lassen Sie das Spiel zu einer Liebeserklärung ohne Worte werden.
Wenn Sie zum Schweißfüßchen kommen und zu Gegenden, wo es muffelt, können Sie auch andere Laute ausstoßen: hohooo. Eieieieieiei. Uiuiuiuii. Dann wechseln Sie wieder zu den Rosensträuchern und berauschen sich an ihrem Duft.

- Erinnern Sie sich daran, mit Ihrem Kind mit allen Sinnen in Dialog zu kommen, denn die nonverbalen Kontakte prägen sich ihm ganz besonders ein. Sie geben dem Kind auf diese Weise zu verstehen, wie sehr Sie es mögen – mitsamt dem Schweißfüßchen. Dieses Spiel vermittelt Ihrem Kind Freude, Selbstvertrauen und Selbstwertgefühl.

Qi Gong

Viele Massagen, Übungen und Spiele in diesem Buch wurden von einem jahrtausendealten System von Atem- und Körperübungen angeregt, die durch die Vorstellungskraft, die Konzentration und den Willen gelenkt werden. Diese Disziplin heißt Qi Gong. Man spricht »tschi-gung«, wobei das u in Gong ein bißchen wie o klingt. Qi Gong kommt aus China und heißt wörtlich »Kraft-Übung«.

Was ist Qi Gong?

Qi Gong sei eine Methode, um sich körperlich fit zu halten, sagen die einen. Es sei eine Art Atemtherapie, die viele Krankheiten heilen kann, sagen die anderen.
Wieder andere meinen, es sei eine geheimnisvolle Technik, um ungeheure Kampfstärke zu entwickeln, oder ein spiritueller Weg, um außergewöhnliche Fähigkeiten wie Heilfähigkeit, Hellsehen oder Intuition zu entwickeln.
Sicherlich sind in China im Laufe von mehreren tausend Jahren viele verschiedene Formen des Qi Gong entstanden, die alle diese Ziele verfolgt und verwirklicht haben.
In seinem tiefsten Wesen versteht sich Qi Gong als geistige Disziplin, welche die Menschen mit Hilfe von Übungen für Körper, Vorstellungskraft und Odem (Atem) auf den Weg zur Selbst-Verwirklichung führt. Hier sollte man sich das alte Wort »Odem« ins Bewußtsein rufen. Der Odem führt in eine geistige Dimension und enthält über die bloße Bedeutung des Atems hinaus auch die Bedeutung von Lebenskraft und Geist.

Kurze Geschichte des Qi Gong

Die Ursprünge von Qi Gong reichen bis in das Jahr 2000 vor Christus zurück. Qi Gong stand als Mutter an der Wiege der chinesischen Philosophie. Es brachte die Akupunktur hervor und prägte die Kultur, die Wissenschaft und die Kunst Chinas. Das kulturelle und gesellschaftliche Leben in China ist bis heute durchdrungen von dieser uralten Tradition, und doch wurden die differenzierteren Aspekte des Qi Gong in den vergangenen Jahrhunderten nur wenigen Menschen zugänglich gemacht.

Als Geheimnis und Kostbarkeit wurde die Essenz der Lehre vom Lehrer auf den Schüler übertragen, so daß die aus den Übungen erwachsenden besonderen Fähigkeiten den privilegierten Kreisen vorbehalten blieben.

Wenn heute chinesische Qi Gong-Lehrer wie Meister Zhi-Zang-Li diese Zurückhaltung aufgeben und westlichen Schülern auch lange geheimgehaltene Methoden vermitteln, dann verdanken wir dies der restriktiven Politik im heutigen China. In den Jahren nach 1980 durften die Chinesen ihre Übungen wieder öffentlich in den Parks machen, ohne befürchten zu müssen, deswegen verhaftet zu werden. In dieser Zeit tauchten Hunderte von Qi Gong-Schulen aus dem Untergrund auf, und Qi Gong erlebte eine neue Blütezeit. Der Rückfall in die Reaktion Ende der Achtziger Jahre ließ z.B. Meister Li zu der Überzeugung kommen, daß die Wissenschaft des Qi Gong ausgerechnet in ihrer Geburtsstätte und traditionellen Heimat zu wenig Chancen habe, an der Entwicklung der Menschheit mitzuwirken. Aus diesem Grund entschloß sich Meister Li, den westlichen Kulturkreis an diesem jahrtausendealten Wissen teilhaben zu lassen.

Qi – die Lebensenergie

Allen Richtungen des Qi Gong ist gemeinsam, daß das »Qi« beeinflußt wird. Das Qi ist die Lebenskraft, die durch »Gong«, das heißt durch Übung geschult wird.

Vielen Menschen ist das Zeichen für Yin und Yang bekannt als Symbol für die Polaritäten unseres Seins, die sich miteinander zur Ganzheit vereinen. Diese Ganzheit steht auch für das Qi, die Lebenskraft. In unserer Sprache gibt es keinen Begriff, der »Qi« entsprechend widergeben würde. Man könnte »lebensspendende Energie«, »Gas« oder »Strahlung« als Möglichkeiten der Übersetzung heranziehen. Dann erhalten wir vielleicht eine Vorstellung von dem mit Qi gemeinten Feinststoff, der aus der Sicht der Qi Gong-Meister im Kosmos und im menschlichen Körper wie ein lichtähnlicher Strom fließt.

Qi ist sozusagen die Mutter des Lebens, es bringt Leben hervor und erhält es.

Yin und Yang existiert in verschiedenen Qualitäten, nämlich als Yin-Qi oder als Yang-Qi. Genauso gibt es das kosmische Qi, das Qi der Bäume und der Lebensmittel, der Sonne und der Wolken und das individuelle Qi, ein Qi, das in den Meridianen, den Energiekanälen im menschlichen Körper fließt.

Der hochpotente und mächtige Feinstoff ist nicht an Zeit und Raum gebunden. Als Bewußtseins- und Informationsstrom kann er in Sekundenschnelle große Entfernungen zurücklegen. Das Qi läßt sich willentlich ausdehnen und zusammendrücken.

Es kommt zwar mit der Atemluft in den Körper, ist aber nicht identisch mit Atem. In unserem Sprachraum vermittelt das Wort Odem etwas von dieser Qualität. Ein Ziel der Qi-Übungen ist zu lernen, das Qi auch über andere Eingangspforten in den Körper aufzunehmen, zum Beispiel über die Poren der Haut.

Wenn Sie eine hohe Stufe der Kontrolle über das Qi erreicht haben, können Sie Qi auch an Ihre Umgebung abgeben. Sie können andere Menschen heilen, indem Sie helfen, Energien ins Gleichgewicht zu bringen, erschöpftes Energiereservoir wieder aufzufüllen und überschüssiges Qi abzuziehen.

Das Qi wahrnehmen

Viele Menschen können das Qi empfinden. Reiben Sie die Hand-Innenflächen gegeneinander. Halten Sie dann die Handflächen im Abstand von ein bis 20 Zentimetern aufeinander gerichtet und konzentrieren Sie sich auf die Empfindung zwischen den Händen. Vielleicht empfinden Sie jetzt so etwas wie Wärme oder eine Art Sog zwischen den Hand-Innenflächen. Manche Menschen beschreiben ihre Wahrnehmung als »teigiges Gefühl«, als »kribbelig« oder die Hände als »prall und schwer«. Man könnte auch sagen: Die Hände strahlen Qi ab.

Jeder Mensch hat schon einmal wahrgenommen, wie es sich anfühlt, wenn das Qi im Gleichgewicht ist. Erinnern Sie sich an eine Zeit oder an einen Augenblick, als Sie sich in ihrem Körper wirklich wohlgefühlt haben. Rufen Sie sich einen Augenblick ins Gedächtnis, als Sie verliebt waren, die Natur genossen, von schöner Musik begeistert waren oder sich scheinbar ohne äußeren Anlaß voll von Tatkraft und Lebendigkeit fühlten. Wer in solchen Momenten in sich hineinspürt, kann so etwas wie ein Fließen und Strömen wahrnehmen, das durch alle Poren rinnt und ein Glücksgefühl vermittelt. In diesem Zustand fühlen wir uns beschwingt, geistig klar, lebensfroh und zuversichtlich. Die Grundlage für diese Empfindungen ist die Harmonie zwischen Innen und Außen und die Balance der Energien in unserem Körper. Yin und Yang, weiblich und männlich, Nacht und Tag in uns befinden sich im Gleichgewicht.

Wenn wir uns dagegen schlapp, nervös, träge, lustlos, angespannt, unkonzentriert oder gar voller Schmerzen fühlen, ist das Qi im Körper ungleichmäßig verteilt. Was auf der einen Seite zu viel ist, ist im anderen Bereich zu wenig. Wir sagen dann: Ich bin krank. Aus der Sicht der traditionellen chinesischen Medizin ist Krankheit eine Unausgewogenheit des Qi. Spätestens hier setzt die Arbeit mit dem Qi an, also Qi Gong, Qi-Übung.

Arbeit mit dem Qi

Mittlerweile gibt es eine ganze Reihe empfehlenswerter Bücher über Qi Gong auf dem Markt. Doch Bücher können einen erfahrenen Lehrer nicht ersetzen. Es geht nicht darum, Atemtechniken, Bewegungen und Haltungen zu erlernen, sondern sich in die inneren, die geistigen Aspekte des Qi Gong einzufühlen. Ein Lehrer hilft dem Schüler, sich zu öffnen und den Fluß des Qi im Körper wahrzunehmen. Die Fähigkeit, sich zu entspannen und sich zu konzentrieren, ist die wichtigste Voraussetzung für die Übungen. Der Übende projiziert zum Beispiel ein Bild von einem Energiestrom in seinen Körper. Er denkt sich eine Energiebahn und stellt sich den Energiefluß dabei vor, wobei bestimmte Bewegungen und Haltungen die Vorstellung und den Qifluß einladen. Dies geschieht aber nicht durch einen Kraftakt.

Drei Grundsätze gibt es laut Meister Zhi-Chang-Li in der Übung:
1. Nicht mit Gewalt üben.
2. Nicht mit Gewalt üben.
3. Nicht mit Gewalt üben.

Allein die gelöste Hinwendung der Aufmerksamkeit auf die körperlichen Prozesse und das Zulassen der Körpergefühle, verbunden mit dem geduldigen Hervorbringen bestimmter Vorstellungen bringt das Qi ins Fließen. Das Qi folgt der zielgerichteten geistigen Kraft.

Qi Gong für Kinder

Das Bedürfnis und die Fähigkeit, sich geistigen Disziplinen zuzuwenden, ist nach Veranlagung, Alter und Reife sicherlich unterschiedlich. Doch genauso, wie wir unseren Kindern anbieten, Geige oder Fußball zu spielen, können wir ihnen Brücken bauen für die Reise nach innen und für die Entwicklung ihrer geistigen und intuitiven Fähigkeiten. Es gibt auf bestimmten Entwicklungsstufen Gelegenheiten, Anlagen in Kindern zu fördern, die die körperliche, geistige und seelische Gesundheit entscheidend beeinflussen können.

Die Pflege dieses Potentials ist in der chinesischen Kultur systematischer erfolgt als bei uns. Aber inzwischen ist aus der Dynamik unserer rasenden Zeitspirale heraus in unserem Kulturkreis das Bedürfnis gewachsen, den Blick mehr nach innen zu richten. Jetzt spüren bei uns viele Menschen und auch die Kinder, daß ein Ausgleich zum hektischen Alltag notwendig ist. Natürlich wird man Kinder altersentsprechend da abholen, wo sie für die Übungen offen sind.

Ein Beispiel

Im Qi Gong werden viele Übungen durch die Anweisung eingeleitet: Die Füße ergreifen den Boden. Damit wird beabsichtigt, dem Qi Gong-Übenden eine Verbindung zum Boden zu vermitteln und so einen guten Realitätskontakt herzustellen. Unsere Sprache bezieht sich ebenfalls auf Bilder von Stehen und Boden, wenn sie Eigenschaften wie Selbstbehauptung und gesunden Menschenverstand umschreibt. Jemand »stellt sich auf die Hinterfüße«, »steht mit beiden Beinen auf dem Boden« oder hat »Stehvermögen«.

Kinder haben eine bewegliche, lebendige Vorstellungskraft. Diese Vorstellungskraft können wir benutzen, um einen guten Realitätskontakt im Kind nicht nur gedanklich, sondern auch körperlich zu schaffen.

Die Füße ergreifen den Boden, indem wir spielen, ein Baum zu sein. Wir spielen einen Baum, der seine Wurzeln tief in der Erde hat. Es fällt Kindern leicht, sich derartiges vorzustellen.

Im Alter von 2 bis 6 Jahren entwickelt das Kind Bilder von sich selbst, die für das ganze Leben prägend sein können. Dies ist eine geeignete Lebensphase, um Selbstbilder zu unterstützen, die das Kind für seine Selbstbehauptung braucht. Wenn hier also mit dem Bild vom Baum gearbeitet wird, heißt das noch nicht unbedingt, daß eine Qi Gong-Übung in all ihren Dimensionen gemacht wird. Aber es wird der Grund gelegt, um die Vorstellungskraft für die Entwicklung der kindlichen Persönlichkeit zu nutzen. Das Kind bekommt aber nicht nur ein Bild und eine Vorstellung, sondern es macht eine körperliche Erfahrung von »Auf-dem-Boden-Sein«, um die Schwerkraft zur eigenen Verankerung und für das eigene Stehvermögen zu nutzen.

Unsere Kinder sind einer Vielzahl von schwer zu verarbeitenden, chaotischen Einflüssen ausgesetzt – Lärm, Verwirrung, Hast, Fernsehen, Unbeständigkeit der Beziehungen. Sie brauchen einen sicheren Stand. Sie brauchen die Standfestigkeit als körperliche Erfahrung. Jeder Gedanke hat seine körperliche Entsprechung. Umgekehrt sucht auch die materielle Form ihren angemessenen geistigen Ausdruck. Wenn die Füße des Menschen die körperliche, sinnliche Erfahrung von »Auf-dem-Boden-Sein« haben, wird der Geist frei, in alle möglichen Sphären zu entschweben. Jetzt erst hat er die Basis, zu der er wieder zurückkehren kann.

Wie mit Kindern üben?
Ein buddhistischer Meister wurde gefragt, wie man Kinder am besten zur Meditation erziehen könnte. Er antwortete, dies sei zu erreichen, indem man nichts tut, außer selbst ein gutes Vorbild zu sein. Das eigene Meditativ-Sein der Erwachsenen läßt den Wunsch in den Kindern entstehen, selbst nach innen zu schauen. Deshalb ist die wichtigste Voraussetzung für Qi Gong, daß Sie als Eltern oder Erzieher Freude und Lust spüren, sich mit meditativer Bewegung zu befassen, daß Sie allmählich Übungen mit der Lebenskraft in Ihren Alltag einfließen lassen. So können Kinder erkennen, daß über die gesellschaftlichen Normen hinaus noch eine spirituelle Dimension der Werte existiert.

Die Massagen und Spiele

Sieh das Unsichtbare

Diese Übung hilft Kindern:
- ihre Vorstellungskraft zu entwickeln,
- Konzentrationsfähigkeit, Intelligenz und Kreativität zu schulen.

Sieh das Unsichtbare.
Hör das Unhörbare.
Spür das, was nicht spürbar ist.

So üben Sie mit Ihrem Kind

Lenken Sie die Aufmerksamkeit des Kindes auf die eigenen Haare, auf die Fingernägel, auf die Entwicklung des eigenen Körpers. Fragen Sie es: Siehst du? Hörst du? Spürst du? Nein. Ich auch nicht. Aber wenn wir ganz besonders scharfe Augen und besonders feine Ohren hätten, dann könnten wir das sehen und hören. Mach die Augen zu. Kannst du dir vorstellen, wie deine Haare wachsen und wie sie immer länger werden? Und in der Vorstellung wächst und wächst das Haar. Dabei gibt es ein feines Geräusch.

Sie können die Geräusche von Ihrem Kind beschreiben oder nachahmen lassen. Sie können Bilder beschreiben oder malen lassen. Vergleichen Sie, ob das Haar nicht wirklich ein Stückchen länger geworden ist. Es ist eine Tatsache, daß die Vorstellungskraft die Vorgänge im Körper beeinflußt.

- Natürlich hören, sehen, spüren wir nicht, wie unsere Haare wachsen. Wir wissen aber, daß es dieses Wachsen gibt, und wir entwickeln ein Empfinden für Lebensprozesse, die mit unseren Sinnen nicht erfaßbar sind. So appellieren wir an die Vorstellungskraft des Kindes und schulen seine Konzentrationsfähigkeit und seine Kreativität. KaratekämpferInnen benützen diese Art der Konzentration, um mit der bloßen Handkante ein Brett durchzuschlagen: Kurz bevor die Hand das Brett trifft, sehen sie vor ihrem geistigen Auge, wie die Hand das Brett durchschlägt. Sie nehmen in der Vorstellung den Erfolg in der Handlung vorweg. Je intensiver dabei die Vorstellung ist, desto sicherer ist der Erfolg in der Handlung.

Ich schaue hin, ich schaue her

Diese Übung hilft bei:
- Lese- und Rechtschreibschwierigkeiten,
- Schwächen der Sehfähigkeit.

> Ich schaue hin, ich schaue her,
> wünscht, daß ich ein Vogel wär'.
> Segle über Wald und Fluren,
> zieh' in Wolken meine Spuren.
>
> Ich schaue hin, ich schaue her,
> wollt, daß ich ein Flieger wär'.
> Segle über Wald und Fluren,
> zieh' in Wolken meine Spuren.
>
> Ich schaue hin, ich schaue her,
> wollt' daß ich ein Falke wär'.
> Segle über Wald und Fluren,
> zieh' in Wolken meine Spuren.

So üben Sie mit Ihrem Kind

Variante 1: Sie lassen das Kind Ausschau halten nach dem Vogel, der schon so klein ist, daß er in Ihre Hand paßt. In 2 bis 3 Metern Abstand vor den Augen Ihres Kindes lassen Sie den Vogel Kreise und Achter vollführen. Kannst du dem Vogel mit den Augen folgen? Das Auge soll sich bewußt um scharfes Sehen bemühen. Es soll sich abwechselnd auf Objekte einstellen, die in der Nähe sind. Dann wieder soll sich das Auge auf weit entfernte Punkte richten. Unterstützend ist, wenn die Umrisse eines Berges, eines entfernteren Baumes oder die Flugkurve eines Vogels mit den Augen nachgezogen werden.

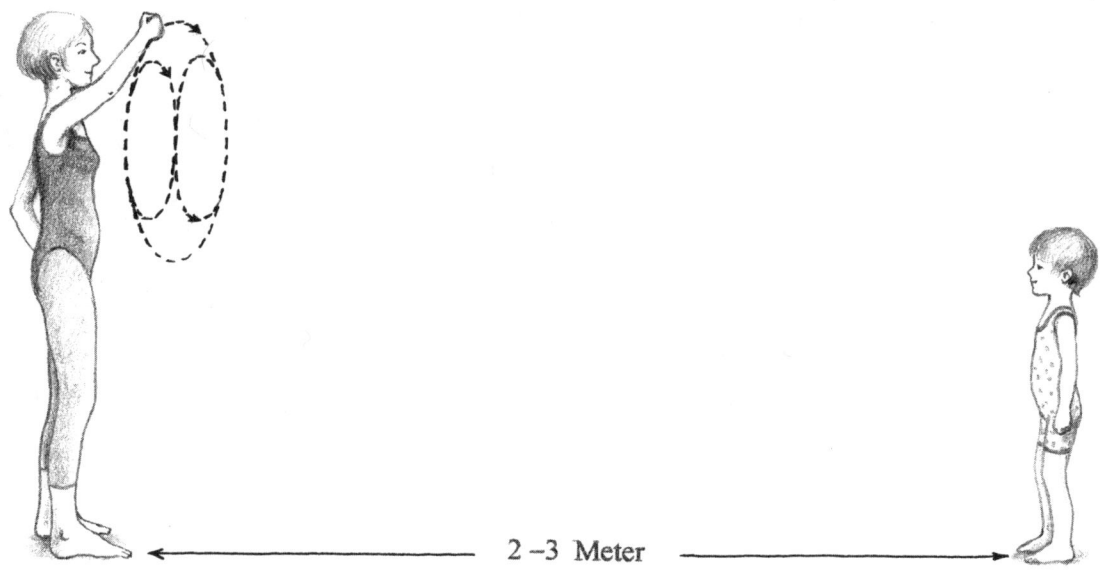

Achten Sie darauf, daß das Kind die Augen bewegt und nicht so sehr den Kopf. Ihre Handbewegungen sind ruhig, gleichmäßig und stetig.

Variante 2: Sie bringen die Faust des Kindes über die Nasenwurzel vor den Punkt zwischen den Augenbrauen. Die Entfernung von der Haut beträgt 1 bis 2 Zentimeter.

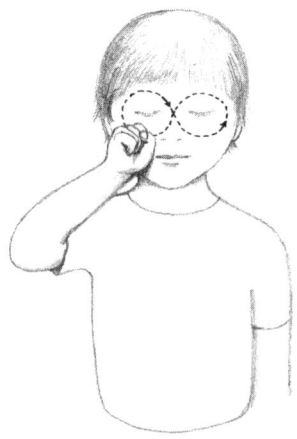

Die Vorstellung dabei ist, daß sich im Grundgelenk des Zeigefingers, an der Seite, die zum Daumen hinweist, ein Scheinwerfer befindet. Das Licht dieses Scheinwerfers bestrahlt die Bahn um das Auge, welche die Hand beschreibt.
Von der Mitte zwischen den Brauen kreist die Hand dreimal um ein Auge. Die Augen sind dabei geschlossen.
Bei Normalsichtigen und Kurzsichtigen geht die Bewegung zuerst nach unten. Dann beschreibt der »Flieger« einen Achter um beide Augen.
Beim Weitsichtigen beginnt die Bewegung nach oben, kreist dreimal um ein Auge und beginnt dann ebenfalls mit den Achterbewegungen.
Man schließt wieder mit dem Punkt zwischen den Augenbrauen ab.
Der Punkt am Ansatzknochen des Zeigefingers neben dem Grundgelenk gehört zum »Dickdarm-Meridian« und strömt besonders frisches Qi aus.
Mit dieser heilenden Energie wird die Bahn um die Augen in der oben beschriebenen Weise bestrahlt.

- Viele Eigenschaften der Organe sind weitgehend genetisch bedingt, auch die Anlage zur Fehlsichtigkeit. Es gibt aber Methoden der ganzheitlich orientierten Medizin, mit deren Hilfe die Sehfähigkeit (Fehlsichtigkeit, Kurzsichtigkeit, Weitsichtigkeit) verbessert werden kann. Die Überkreuz- und Kreuzdiagonalbewegungen in dieser Übung stärken zudem die neurologischen Funktionen des Gehirns.

Schmatz

Diese Übung hilft Kindern:
- die überaktiv und nervös sind,
- Verdauungsprobleme haben.

Die positiven Wirkungen der Übung sind:
- Anregung der Verdauung,
- Steuerung des vegetativen Nervensystems,
- Entspannung,
- Stärkung des Immunsystems.

Schmatz, zzzzzzz
schleckssssssss
mmmmmmmmmmmmmm
schlürffffffffff
schluck, schluck

So üben Sie mit Ihrem Kind

Sie schmatzen zusammen mit Ihrem Kind nach Hunde-Art, schlecken wie die Miezekatze; dabei fährt die Zunge im Mund rundherum und sammelt Speichel, den Sie in kleinen Portionen schlucken. Stellen Sie sich vor, wie der Speichel durch die Speiseröhre, den Magen und den Darm in den Unterbauch wandert. Spüren Sie, wie der Speichel im Unterbauch ankommt und Wärme verbreitet.

- Wenn »das Auge mitißt« und das Wasser im Mund zusammenläuft, freut sich der Körper über die Nahrung und bereitet mit den Verdauungssäften eine optimale Verwertung vor. Das ist uns vertraut.

In der traditionellen chinesischen Medizin kommt dem Speichel noch eine ganz besondere Bedeutung zu. Er gilt als hochenergetische Substanz, die für den Körper wichtige Vitamine und abwehrstärkende Feinstoffe enthält. Vor den Qi Gong-

Entspannungsübungen wird deshalb der Speichel im Mund gesammelt und in kleinen Portionen geschluckt. In der Vorstellung begleitet man den Speichel, bis er im Bauch unter dem Nabel ankommt. Dort befindet sich der untere »Dantian«, ein besonderes Kraftzentrum, welches auf diese Weise angeregt wird.

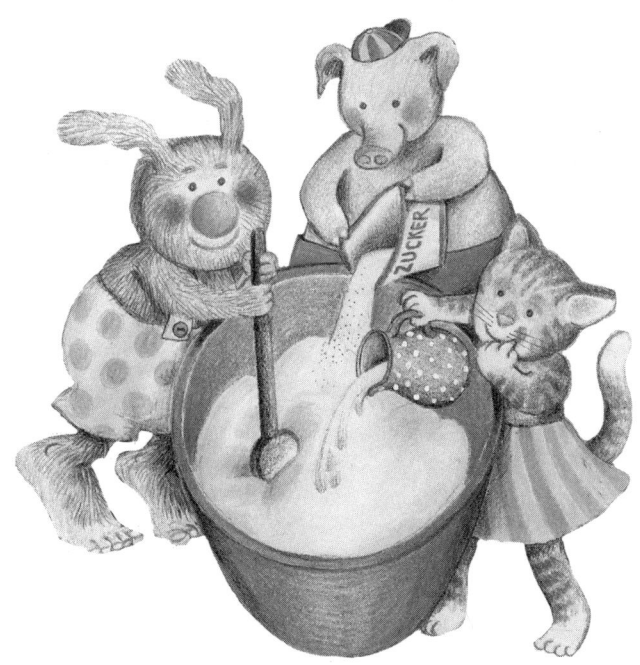

Fegt der Sturm durch das Geäst

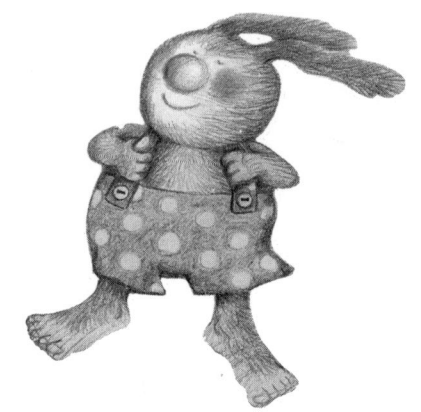

Diese Übung hilft Kindern:
- die verspannt und ängstlich sind,
- Bauchweh haben,
- mehr Selbstvertrauen brauchen.

**Fegt der Sturm durch das Geäst.
Doch mein Bäumlein, das steht fest.**

<u>So üben Sie mit Ihrem Kind</u>

Sie verwurzeln sich tief im Boden. Die Sonne scheint und bringt Sie zum Lächeln. Die Wurzeln wachsen tief in die Erde. Sie entspannen sich mehr und mehr.
Legen Sie die Hände auf den Bauch. Spüren Sie, wie die Wärme sich dort ausbreitet. Ihr Kind ist der Wind, der erst sanft, dann stürmischer bläst. Dann tauschen Sie die Rollen. Der Wind darf auch von weit her Anlauf nehmen; er darf blasen und toben, aber ohne handgreiflich zu werden.

- Es gibt keinen Menschen, der nicht gelegentlich den Boden der Realität verlieren würde, und sei es als Teil einer Gesellschaft, die vergißt, daß sie die Gesetzmäßigkeiten der Natur achten sollte. Unsere Gesellschaft weist viele Beispiele auf von Selbstüberschätzung, Grenzenlosigkeit und kollektivem Wahnsinn. Deswegen ist diese Übung wichtig für alle Menschen.

Im Qi Gong wird genau wie in körperorientierten Formen der Psychotherapie in vielen Variationen darauf hingearbeitet, eine gute Verbindung zur Erde herzustellen. Dadurch werden Entspannung und ein realitätsbezogenes Selbstvertrauen vermittelt.

Meine Wurzeln sind tief in der Erde

Diese Übung hilft Kindern:
- die dünne, schwache Beine und oft kalte Füße haben,
- sich selbst über- oder unterschätzen,
- sehr viel Phantasie und wenig Realitätssinn haben,
- nicht auf sich aufpassen und sich oft anstoßen,
- wenig Phantasie haben,
- zu Extremen neigen (alles oder nichts),
- in der Baby- und Kleinkindzeit schweren Belastungen ausgesetzt waren,
- viel Angst haben.

Sie können die Übung jedoch erst dann Ihrem Kind vermitteln, wenn Sie selbst damit Erfahrung haben. Deswegen üben Sie zunächst selbst.
Im Qi Gong gibt es bestimmte Sätze, welche die Vorstellungskraft unterstützen und die Entspannung einleiten.

So üben Sie zunächst allein

Stellen Sie sich mit leicht gegrätschten Beinen hin und sprechen sich diese Sätze innerlich vor:

1. *Am ganzen Körper entspannt:* Die Energie fließt nur im entspannten Körper.
2. *Knie und Schultern gelöst:* Verkrampfte Schultern und durchgedrückte Knie blockieren den Bodenkontakt.
3. *Die Zehen ergreifen den Boden:* Jede Zehenspitze fühlt aktiv die Verwurzelung nach.
4. *Die Füße sind neun Meter tief in der Erde:* Neun Meter tief in der Erde sein bedeutet, unendlich tief im Boden verwurzelt zu sein. Sie durchmessen in der Vorstellung viele Erdschichten und spüren, wie Ihre Wurzeln bis zum Grund der Erde reichen.

5. *Kosmische Geräusche sinken auf den Grund des Ohres:* Sie konzentrieren sich für Sekundenbruchteile auf alle Geräusche, die die Erde und der Kosmos zu bieten hat. Dann lösen Sie sich davon und lassen sie ins Unbewußte sinken.

6. *Zwischen den Brauen gelöst:* Glätten Sie die Stirn. Lassen Sie die Augenbrauen mehr und mehr auseinandergehen, so daß die kritische Falte in der Stirnmitte nicht nur verschwindet, sondern daß dieser Bereich sich wie durch das Aufblühen einer Knospe nach außen wölbt.

7. *Das Gesicht trägt ein leichtes Lächeln:* Das Lächeln ist kein »keep smiling«, keine Maske, die unfreundliche Gefühle verdecken soll. Sie lächeln sich selbst liebevoll unterstützend zu. Sie spüren, wie ein Lächeln aus Ihrem Herzen aufsteigt und alle Zellen anfüllt. Dabei kann sich das Gesicht entspannen, und Energie kommt in Fluß.

**Meine Wurzeln
sind tief in der Erde.
Sie wachsen noch tiefer hinunter.
Meine Wurzeln
sind fest
in der Erde.
Meine Krone
ist hoch oben
in den Wolken.**

So üben Sie mit Ihrem Kind

Stellen Sie sich zusammen mit Ihrem Kind mit leicht gegrätschten Beinen auf den Boden. Sagen Sie Ihrem Kind: Ich bin ein Baum. Du auch? Sie entspannen sich. Auch wenn Ihr Kind kein Baum sein möchte. Sie entspannen sich noch mehr. Die Knie sind dabei nicht durchgedrückt, sondern etwas federnd gelöst.
Lassen Sie Ihr Gewicht etwas vor und zurück, etwas rechts und etwas links pendeln. Kommen Sie wieder zur Mitte zurück. Verlagern Sie das Gewicht zum großen Teil auf die Ferse, so daß der Scheitelpunkt in Kopfmitte, das Steißbein und der Mittelpunkt zwischen den Knöcheln eine Linie bilden.

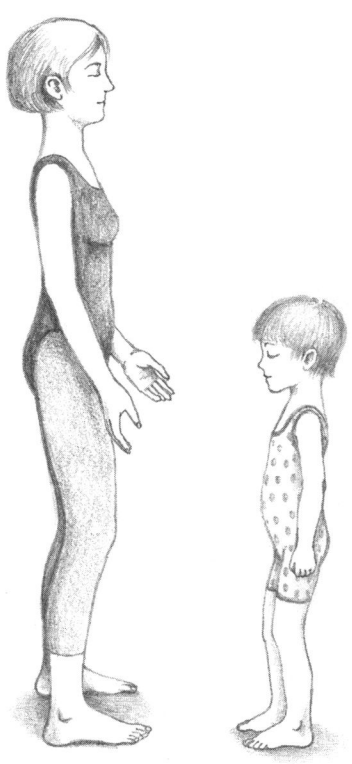

Lassen Sie ein Bild von Ihrem Baum mit seinen vielen Wurzeln vor Ihr inneres Auge treten, je lebendiger und klarer, desto besser. Spüren Sie, wie der Baum ohne jede Kraftanstrengung höher hinaufwächst – je tiefer, desto höher. Am Scheitel spüren Sie eine Kraft, die Sie aufrichtet und mit dem Himmel verbindet.
Die Zehen verwurzeln sich noch mehr und strecken sich dabei immer wieder einmal nach dem Boden aus.
Genießen Sie das Gefühl der Spannweite von der Erde bis zum Himmel.

- Die Übung trainiert den Geist, der sprunghaft und unstet in Millionen von ungerichteten Einfällen umhertorkelt. Sie zentriert ihn und vermittelt dadurch Ruhe, Gelassenheit und Selbstbewußtsein. Zudem werden die Vorstellungskraft und der Realitätssinn gefördert.

Biodynamische Massage

Die körperpsychotherapeutische Arbeit von Gerda Boyesen zeichnet sich dadurch aus, daß sie immer nahe am Entfaltungsrhythmus des Menschen bleibt. Sie geht soweit, wie es die körperliche und seelische Lebensdynamik des Menschen zuläßt. Sie respektiert die Biodynamik, die Lebensbewegung des Menschen und die Bewegung des Lebens, das heißt die dem Leben zugrundeliegenden Gesetzmäßigkeiten. Sie sprengt nicht, sie provoziert nicht, sie erlaubt dem Menschen, die echten eigenen Bedürfnisse in der Sicherheit eines einfühlsamen körperlichen Kontaktes zurückzufinden. Mit der angenehmen Berührung ergeht eine Einladung, sich zu öffnen, und es gibt die Erlaubnis, sich auch wieder zu verschließen, wenn die Offenheit zu bedrohlich wird. Es wird ein sicherer Rahmen angeboten, innerhalb dessen sich der Mensch selbst regulieren kann.

Der Bauch hilft, Gefühle zu verarbeiten

Gerda Boyesen hat herausgefunden, daß im Blubbern, Pfeifen und Brodeln der Bauchgeräusche, Streß oder, noch deutlicher, der schädliche Streß mit Namen Distreß verarbeitet wird. Diese Geräusche bezeichnet sie als Psycho-Peristaltik.
Das vegetative Nervensystem hilft sich selbst, wenn wir erschrocken sind, wenn wir uns sehr ärgern und dies nicht äußern können, wenn wir unter Spannung stehen, weil wir keine Entscheidung treffen. Dann werden solche giftigen Stoffwechselreste aus unverarbeiteten Gefühlen vom vegetativen Nervensystem verdaut und verarbeitet. Das Gluckern des Bauches gilt als erfreuliches Signal von Loslassen und Entspannung.

Mit dem Stethoskop die Seele hören

Wenn der Bauch schweigt, bedeutet dies, daß am Ort der Berührung Konflikte zurückgehalten werden. In diesem Fall suchen die berührenden Hände einen anderen Bereich des Körpers, der eher bereit ist, sich über die Peristaltik zu äußern und zu öffnen. Ein Stethoskop hilft, die Geräusche der Peristaltik deutlicher zu hören und differenzierter zu deuten. So wird das Stethoskop zum Botschafter der Seele. Das Stethoskop führt die massierenden Hände durch alle Gewebeschichten, vom Knochen über den Muskel, die Faszien, die den Muskel umgeben, das Bindegewebe, die Sehnen und die Haut, bis zum rein energetischen Bereich, der Aura über der Haut. Im Streichen, Drücken, Halten, Kreisen, Fächeln oder zarten Wedeln wird die Energie in Bewegung gebracht. Wo Leere herrscht, wird gefüllt, wo es Überfluß gibt, wird abgeleitet. Alles, was stagniert, soll wieder in Fluß kommen.

Stummer Dialog zwischen Hand und Herz

Auf diese Weise entwickelt sich zwischen den berührenden Händen und dem Körper, der die Balance bewahrt, indem er den Konflikt zurückhält, ein Zwiegespräch ohne Worte. Das Ziel dieses Dialogs ist, über die Befreiung der Atmung und des Zwerchfells, lösende Energie in alle verspannten und verschlossenen Bereiche des Körpers zu schicken. Die veränderte energetische Situation im Körper trägt dem Bewußtsein Impulse zu, so daß man vielleicht plötzlich den Wunsch hat, etwas auszusprechen, zu gähnen, zu seufzen oder daß man ein inneres Bild oder eine Erinnerung aufsteigen fühlt. Diese geistig-seelische Erfahrung wirkt sich wieder auf das Atemmuster und den Energiefluß aus. Sie erweitert den Atemraum, so daß wieder ein neuer Zyklus von Empfindung, Gefühl, also Erfahrung und Bewußtwerden, vor sich gehen kann.

Selbsthilfe und Selbstregulation

Sie können diese Erfahrung gleich selbst machen, indem Sie Ihre Finger auf der Kopfhaut kreisen lassen, so als würden Sie sich die Haare waschen. Lassen Sie den Rhythmus Ihrer Hände dabei gleichmäßig, ruhig und sanft werden. Spüren Sie vor allem den Hügeln und Tälern im Kopfbereich nach. Wenden Sie ab und zu Ihre Aufmerksamkeit dem eigenen Atem zu, ohne ihn zu verändern. Bereits nach wenigen Minuten werden Sie feststellen, daß sich der Kopf befreiter anfühlt und dieses Gefühl durch den Körper strömt und Ruhe verbreitet. Auf dieser Ebene ist es jedem interessierten Laien möglich, biodynamische Massage für sich und andere einzusetzen. Deshalb finden Sie auch einige leichte biodynamische Massagen in diesem Buch.

Um die Methode differenziert als energetisch-therapeutische Arbeit zu praktizieren braucht man – wie auf allen Gebieten – gründliches Training und langjährige Erfahrung.

Befreiung durch Lust

Die Motivation dafür, sich auf diesen Prozeß einzulassen, ist die Erfahrung von Wohlbefinden und Lust. Das sich ausbreitende Lustgefühl ermutigt jede Zelle, an diesem Prozeß teilzunehmen und sich weiter zu öffnen. In diesem Zustand strömt Wohlbefinden durch den Körper, das nicht bezogen ist auf äußere Faktoren und Umstände. Wenn der Körper die Spannung vegetativ verarbeitet hat, sendet er in Wechselwirkung mit Geist und Seele Signale aus. Diese Empfindungen von »ich fühl mich wohl in meiner Haut« wecken im geistig-seelischen Bereich Botschaften wie »ich bin eins mit mir« und »meine Seele breitet weit ihre Flügel aus«.

Die Massagen und Spiele

Kribble mich, kraule mich

Diese Massage hilft Kindern:
- die Angst haben,
- sich verkrampfen, wenn sie geistig gefordert sind,
- unter übergroßen Anspannungen im Nacken-, Kopf- und Schulterbereich leiden,
- einen Schock oder Verwirrung erlebt haben.

> **Kribble mich, kraule mich**
> **hinter den Ohren**
> **zart und fein,**
> **sonst freß ich dich**
> **mit Haut und Bein.**

So massieren Sie Ihr Kind

Lassen Sie die Fingerspitzen einer oder beider Hände im Bereich hinter den Ohren kreisen. Mit rhythmischen, runden Bewegungen erspüren Sie kleine Unebenheiten.

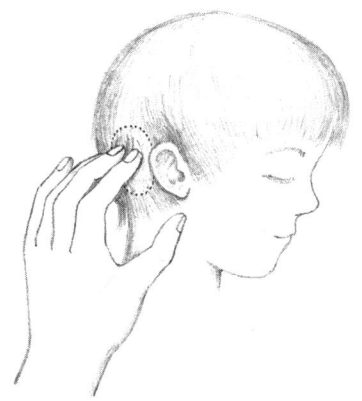

Sie umkreisen die Hügel und auch die Täler, die dort spürbar sind. Dabei kann Ihr Kind auf der Seite, auf dem Rücken oder auf dem Bauch liegen. Natürlich kann es auch sitzen. Zwischendurch nehmen Sie einige Haare zwischen die Finger und streichen sie mit einer langgezogenen Bewegung aus, so als würden sie einen Faden sachte entwirren. Dabei bleibt eine Hand immer in Kontakt mit dem Kind.

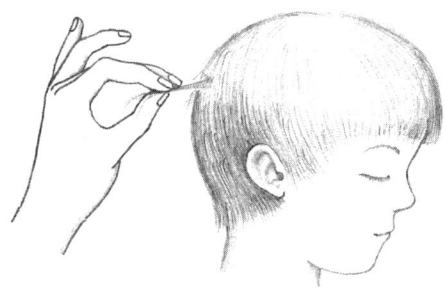

Die gleichmäßige, sanft kreisende Bewegung bringt die Streß-Energie vom Knochen nach außen zur Kopfhaut und läßt sie dann über das Ausstreichen der Haare nach außen abfließen. Wenn der Bauch zu »grummeln« anfängt, ist dies das Zeichen, daß der Streß verdaut wird.

● In jedem Gewebebereich des Körpers kann Energie steckenbleiben, wodurch zum Ausdruck kommt, daß bestimmte Erfahrungen nicht verarbeitet sind und so schädlichen Streß und Spannungen erzeugen. Immer wieder kreisen dann die Gedanken um bestimmte Geschehnisse. Aber Erleichterung bringt der Gedankenstrom nicht. Kein Wunder, daß das Kind in Kopf, Hals und Schultern diese Spannungen als körperlichen Schmerz spürt oder als Unruhe beziehungsweise als Angstzustände wahrnimmt.

Heile, heile Segen

Diese Massage hilft Kindern:
- die lebhaft träumen,
- Einschlafprobleme haben,
- Angst vor dem Alleinsein haben,
- während der Schwangerschaft mit Ungeborgenheit und Unsicherheit konfrontiert wurden,
- sehr früh (bei oder kurz nach der Geburt) einen Schock erlitten haben,
- mit Veränderungen in ihrem täglichen Rhythmus konfrontiert sind,
- belastende Erfahrungen zu verarbeiten haben.

> **Heile, heile Segen**
> **drei Tage Regen,**
> **drei Tage Sonnenschein,**
> **wird's schon wieder heile sein**

So massieren Sie Ihr Kind

Sie halten nur die Füße, Rücken und Bauch, Rücken und Brust oder den Kopf Ihres Kindes. Bei dieser Berührung werden die Hände sanft, ruhig und fest, aber ohne Druck aufgelegt. Sie strahlen Wärme, Ruhe und Geborgenheit aus.
So halten Sie die Füße.

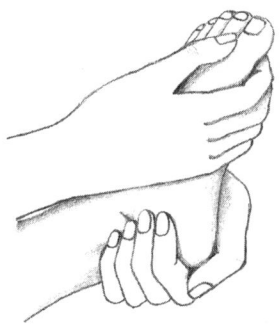

Sie halten Rücken und Bauch.

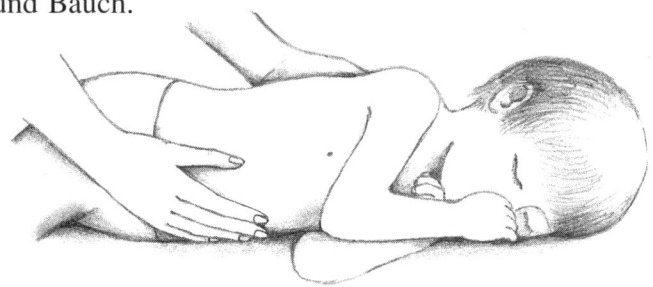

Sie halten den Kopf.

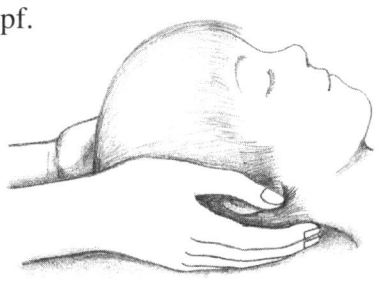

• Diese Berührung erscheint so einfach, daß man sie zunächst nicht als Massage bezeichnen möchte. Tatsächlich tun Sie nichts, Sie behandeln nicht, Sie manipulieren nicht, Sie umhüllen nur den Körper und geben ihm Grenzen.
Dabei sammeln Sie Ihre Aufmerksamkeit im Inneren der eigenen Handflächen. Vielleicht nehmen Sie dabei wahr, daß Ihre Hände einen Strom von Wärme ausstrahlen. Genießen Sie dieses Strömen und lassen Sie diesen Augenblick zu einer Entspannung für sich selbst werden.
Oft kommen dann, wenn man sich entspannen möchte, die eigene Unruhe und Anspannung verstärkt ins Bewußtsein. Wenn Ihre Hände kalt und nervös sind, hilft vielleicht ein Reiben der Hände.
Lassen Sie Ihre Aufmerksamkeit dann zu den relativ ruhigen Körperteilen schweifen und beachten Sie, wie sich die Entspannung allmählich ausdehnt.
Überlassen Sie sich bei der Berührung mehr und mehr der Weisheit Ihrer Hände. Sie werden überrascht sein, von der außergewöhnlichen Wirkung.
Das Kind erfährt auf einer tiefen Ebene körperlich und seelisch Geborgenheit, Angenommenheit, Dasein, eine gute Grenze im Sinne von Halt und Orientierung.

Backe, backe Kuchen

Diese Massage hilft Kindern:
- die langsam, träge, oft niedergeschlagen sind,
- zu Unlust neigen,
- sich nicht entscheiden können,
- niedrigen Blutdruck und oft kalte Hände und Füße haben.

> **Backe, backe Kuchen,**
> **der Bäcker hat gerufen.**
> **Wer will guten Kuchen backen,**
> **der muß haben sieben Sachen:**
> **Eier und Schmalz,**
> **Zucker und Salz,**
> **Milch und Mehl.**
> **Safran macht den Kuchen gel.**
> **Schieb, schieb**
> **in den Ofen rein.**

So massieren Sie Ihr Kind

Sie walken und kneten zuerst den rechten Fuß durch. Dabei arbeiten Sie mit der ganzen Hand-Innenfläche sehr großflächig, so als würden Sie einen Hefeteig kneten, bis er schön locker ist und Blasen wirft. Die Massagebewegung bringt die Energie von innen nach außen. Das Arbeitstempo ist eher flott, und die Absicht geht in Richtung Anregung und Aufmunterung. Kneten Sie auch dann noch weiter, wenn der Reim zu Ende ist. Schieben Sie die Hände mit offener Hand-Innenfläche von der Seite unter das rechte Bein in Höhe der Oberschenkel und ziehen die Hände unter dem ausgestreckt liegenden Bein bis zum Fuß durch. Anschließend massieren Sie den linken Fuß.

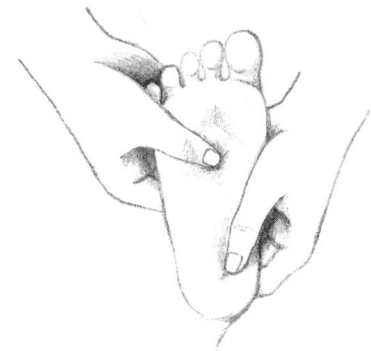

- Massagen wirken nicht nur körperlich über den Reiz, der auf verspannte Muskeln wirkt, sondern auch energetisch und psychologisch. Wir können auch dem »Gefühlskörper« eine Massagebotschaft geben. Dies geschieht durch die innere Haltung des Gebers der Massage. Diese innere Haltung drückt sich in der Sprache der massierenden Hände aus, in der Art, wie sie einfühlsam, dialogbereit, sensibel, fragend oder auch kräftig zupackend, anerkennend und bejahend berühren.

Wenn Kinder wenig Energie haben, dann bedeutet das, daß die Energie auf andere Weise verbraucht wird, zum Beispiel um Angst oder Unsicherheit abzuwehren. Gerade dann braucht das Kind vital kräftige und anregende Impulse, die Heiterkeit und Leichtigkeit vermitteln.

Leise, Peterle, leise

Diese Massage hilft Kindern:
- die nur bei Licht einschlafen wollen,
- nicht ins Bett gehen wollen,
- nicht durchschlafen,
- nachts ins Bett der Eltern kommen,
- von ihren Phantasien geplagt werden,
- in ihrem Wach- und Schlafrhythmus nicht stabil sind,
- lebhaft träumen.

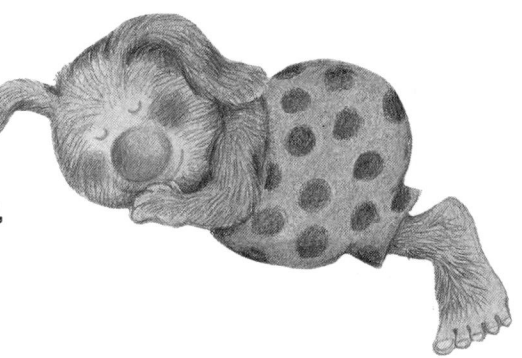

Leise, Peterle, leise.
Der Mond geht auf die Reise;
er hat sein weißes Pferd gezäumt,
das geht so still, als ob es träumt,
leise, Peterle, leise.

Stille, Peterle, stille.
Der Mond hat eine Brille;
ein graues Wölkchen schob sich vor,
das sitzt ihm grad auf Nas' und Ohr,
stille, Peterle, stille.

Träume, Peterle, träume.
Der Mond guckt durch die Bäume;
Ich glaube gar, jetzt bleibt er stehn,
um Peterle im Schlaf zu sehn –
träume, Peterle, träume.

So massieren Sie Ihr Kind

Am einfachsten läßt sich diese Rückenmassage machen, wenn das Kind sich schon zum Schlafen hingelegt hat und Ihnen den Rücken zuwendet. Bestehen Sie aber nicht auf bestimmten Positionen, wenn das Kind sich anders hinlegen möchte. Wichtig ist, daß das Kind sich nicht beobachtet fühlt, daß Sie also die Augen schließen oder in die Ferne schauen.

Streichen Sie von der Stirne her über die Haare, den Nacken und den Rücken. Dann beginnen Sie mit der Massage am Haaransatz des Hinterkopfes. Sie legen dort Zeigefinger, Mittelfinger und Ringfinger sanft auf und lassen die Finger vom Haaransatz über die Halswirbel und Brustwirbel bis zur Taille gleiten, so zart, daß die Berührung kaum wahrnehmbar ist. Entscheiden Sie aus der Situation heraus, ob es angemessener ist, auf der Bekleidung oder auf der Haut zu massieren. Oft bewegt sich die Hand auch etwas über der Haut oder der Bekleidung. Dann wieder berühren die Finger den Körper federleicht. Die Berührung soll nicht kitzeln. Wenn das Kind zusammenzuckt und kitzlig ist, verändern Sie die Berührung so, daß sie fester, ruhiger oder langsamer ist, daß sie jedenfalls beruhigt und nicht reizt.

Lassen Sie dann die Hand weitergleiten in ruhigen, kreisenden Bewegungen über das Schulterblatt, die Muskulatur zu beiden Seiten der Wirbelsäule hinunter bis zur Lendenwirbelsäule. Natürlich können Sie die Bewegung auch abwandeln, zum Beispiel in einer großen Bewegung auf oder dicht neben der Wirbelsäule hinunterstreichen und an der Rücken-Außenseite wieder zur Schulter zurückkommen. Wichtig ist, daß sich Ihr Kind dabei mehr und mehr entspannt, was Sie an den ruhiger werdenden Atemzügen erkennen können.

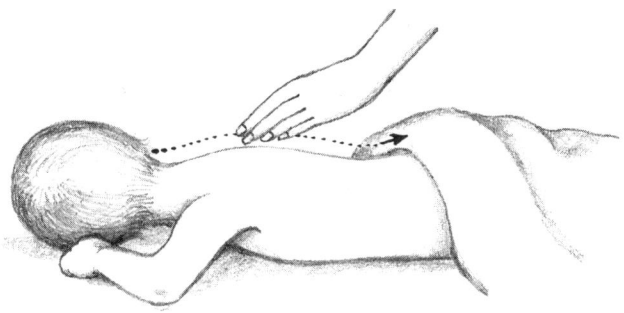

- Diese Massage fördert Ruhe, Entspannung und Vertrauen. Sie unterstützt die Balance zwischen Wachen und Schlafen. Nach der Massage wird Ihr Kind das Tagesgeschehen im Traum besser und vollständiger verarbeiten können. Zudem trägt die Massage zur Regulierung von Herz-Kreislauf, Blutdruck und des vegetativen Nervensystems bei.

Die pränatale (metamorphische) Therapie

Diese energetisch-feinstoffliche Behandlung bringt stagnierende Lebenskraft über die Berührung bestimmter Punkte und Linien an den Füßen wieder in Fluß. Sie hilft dem behandelten Menschen, Blockierungen zu überwinden, die in frühen Lebensphasen oder vorgeburtlich entstanden sind. Deshalb ist sie besonders geeignet, angeborene Muster wie »Behinderungen« und »Veranlagungen« zu beeinflussen. Sie unterstützt den Menschen, in seinem Sosein nicht steckenzubleiben, sondern die Herausforderung, die darin enthalten ist, anzunehmen, um darüber hinauszuwachsen und die Begrenzung als Chance zu erkennen. Es gibt berühmte Beispiele für ein solches Wachsen an den eigenen Begrenzungen.

Helen Keller war taubstumm. Sie konnte nicht hören, was andere Menschen ihr sagen wollten, und sich nicht über die Sprache anderen Menschen mitteilen. Doch sie blieb nicht in dieser Phase von blockierter Kommunikationsenergie stecken. Sie entwickelte sich zu einer Schriftstellerin, die sich anderen Menschen in ganz besonderer Weise mitteilen konnte, auch wenn sie nach wie vor im körperlichen Sinn behindert war. Dies ist aber nur eine Wirkungsmöglichkeit von metamorphischer oder pränataler Massage. Auch physisch gesehen, erzielt die metamorphische Arbeit außergewöhnliche Erfolge. Mongoloide und autistische Kinder behandelten sich unter Anleitung gegenseitig und machten erstaunliche Fortschritte in ihrer körperlichen und geistigen Entwicklung.

Metamorphose bedeutet Wandlung. Das Wesen des Lebens selbst ist Metamorphose im Sinne von Wandlung, ob man nun die Vorstellung von der Entwicklung der Raupe zum Schmetterling oder vom Apfelkern zum Apfelbaum oder vom Baby zum Greis oder von der Geburt eines Planeten bis zu seinem Untergang verbindet. Die Umwandlung ereignet sich in jedem Moment und überall, als Stoffwechselprozeß auf der materiellen Ebene, als Transformation auf der geistig-seelischen Ebene.

Wandel und Veränderlichkeit bestimmen vor allem den seelischen Bereich. In uns wechseln die Stimmungen und Gefühlszustände im Lauf eines Tages, und natürlich im Verlauf der Monate und Jahre. Ebenso veränderlich erfahren wir uns, wenn wir lernen, vor allem im Kindesalter. Die Schulleistungen von Kindern bleiben leider oder glücklicherweise nicht immer konstant. Die pränatale Massage trägt dazu bei, diese Phasen von Hoch und Tief im körperlichen, geistigen und seelischen Bereich für den Reifungsprozeß des Menschen zu nützen. Sie verbündet sich mit der Lebenskraft und gibt Impulse, die dafür sorgen, daß der Mensch nicht in verbrauchten und überlebten Mustern hängenbleibt.

Praxis der Behandlung

Präsenz des Geistes

Was wirklich Übung und Arbeit erfordert, ist die Haltung des Behandlers. Es ist eine Haltung von gesammelter Aufmerksamkeit und höchster Präsenz. Man benutzt die Beobachtung und Konzentration nicht dazu, Schlüsse zu ziehen, zu bewerten oder zu analysieren. Der behandelnde Mensch bemerkt sehr genau, wie sich der Fuß anfühlt, welche Besonderheiten er aufweist. Er ist so präsent, daß er den Fuß lesen könnte wie die Legende einer Landkarte. Nur, er »vergißt« sofort, was er beobachtet hat, weil es unwesentlich ist. Der Behandler stellt zum Beispiel fest, ob Feuchtigkeit zwischen den Zehen ist, ob die Haut verfärbt ist, wie die Knochen geformt sind, ob die Gelenke leicht beweglich oder starr sind. Ist der Fuß bläulich oder rot oder blaß? Gibt es harte Haut? Schält sich die Haut? Handelt es sich dabei um Fußpilz oder geht der Mensch durch einen Wandlungsprozeß, der sich auch durch ein Schälen der Haut ankündigen würde. Ist der Fuß flexibel oder fest? Der Tonus sagt etwas darüber aus, wie ein Mensch im Leben steht. Sind die Zehen eingekrallt oder ausgestreckt? Hierin zeigt sich, ob jemand dazu neigt, sich vor einem Teil der Realität zurückzuziehen. Ist es ein Spreizfuß oder ein Plattfuß? Wie ist die Beschaffenheit des Knochens? Wirkt der Knochen stark und energiegeladen oder wirkt er zart und zerbrechlich. Die Qualität des Knochens steht in enger Verbindung zu der Energie, die dem Menschen zur Verfügung steht. Gibt es Knochen, die eine besondere Form haben? Auch daraus könnte man auf die einzigartige Art und Weise schließen, in welcher ein Mensch durchs Leben geht.

Man könnte also den Fuß lesen wie ein offenes Buch. Doch das ist gleichzeitig auch die Falle, in die man als Behandler nicht hineintappen darf. Denn Voreingenommenheit und Erwartungsdruck sind die Hindernisse für den Fluß der

Lebenskraft. In dem Augenblick, in dem der Behandler seiner Technik und seinem Wissen oder seinen Heilkünsten mehr vertraut als der schöpferischen Kraft, die hinter dem geheimnisvollen Lebensentwurf jeder Persönlichkeit wirkt, greift sie manipulierend und störend ein. Deshalb besteht die Hauptarbeit des Behandlers darin, sich immer wieder von den eigenen, gut gemeinten »Helfenwollen-Wünschen« zu lösen. Die pränatale Methode verbietet kategorisch, sich innerlich vom Behandlungserfolg abhängig zu machen. Sie vermittelt eine Haltung, die für alle helfenden Berufe, besonders aber auch für Eltern und Erzieher wünschenswert ist. Sie unterstützt die Helfer darin, andere Menschen so zu lassen, wie sie sind und gleichzeitig mitfühlend Anteil zu nehmen am Geschehen. Sie zwingt den Therapeuten, wirklich dem nahe zu sein, was das griechische Wort meint mit Therapieren: auflockern, das Umfeld vorbereiten, die Hindernisse »niederreißen«. Die Aufgabe der Helfer ist es, Katalysator zu sein, so wie die Mutter Erde Katalysator ist für das Samenkorn.

Arbeitsrichtung und Verweildauer
Arbeitsrichtung und Verweildauer an einzelnen Punkten der pränatalen Linie am Fuß (siehe Seite 119) bleiben ganz allein den spontanen Impulsen der intuitiven Hand überlassen. Die empfangende Person ist frei zu sprechen, zu schweigen oder auch zu schlafen. Die Tatsache, daß sie ihren Fuß der Behandlung überläßt, drückt aus, daß sie sich auf einer tiefen Ebene wandeln will.
Die Berührung ist zart, aber sie kitzelt nicht. Es wird gerade soviel Druck ausgeübt, wie ihn ein Augapfel vertragen kann. Die Technik der Massage erfordert keinerlei Begabung oder Training.

Dauer und Häufigkeit der Behandlung
Eine ausgiebige Behandlung nimmt 40 Minuten in Anspruch, also 20 Minuten pro Fuß. Es werden allerdings auch kürzere Behandlungszeiten wirksam und willkommen sein. Jeder Entwicklungs- und Veränderungsprozeß hat zur Folge, daß es Probleme gibt, sich an die Umwelt, so wie sie bisher war, anzupassen. Deshalb soll man den Fuß bei Menschen, die im Alltag funktionieren müssen, nicht öfter als ein- bis zweimal in der Woche behandeln. Wenn man beruflich nicht gefordert ist, wenn man krank ist oder Urlaub macht, kann man die Massage beliebig oft nehmen.

Die Massage

Ei, wie langsam

Diese Behandlung hilft Kindern:
- die sich langsam entwickeln,
- hyperaktiv sind und schwer einschlafen,
- Bettnässer oder in anderer Weise auffällig sind (sehr schüchtern),
- Alpträume haben,
- viel fernsehen,
- eine verzögerte Sprachentwicklung oder sozialschwieriges Verhalten aufweisen,
- den Eindruck vermitteln, »sie lernen es nie«,
- körperliche, geistige oder seelische Behinderungen haben,
- eine schwierige Geburt hatten,
- eine starke oder keine Trotzphase hatten oder haben.

> **Ei, wie langsam,**
> **ei, wie langsam**
> **kommt der Schneck**
> **von seinem Fleck!**
> **Sieben lange Tage**
> **braucht er**
> **von dem einen Eck**
> **ins andre Eck.**

<u>So massieren Sie Ihr Kind</u>

Sie halten den Fuß mit einer Hand. Mit der anderen Hand berühren Sie mit sanft kreisenden Bewegungen die Fuß-Innenseite. Sie bewegen dabei den Zeigefinger oder Mittelfinger und Ringfinger am großen Zeh entlang von der Spitze bis zu dem Punkt unterhalb des Innenknöchels. Kreisen Sie weiter zum Ansatz der Achillessehne, dann zurück zum Innenknöchel. Vom Innenknöchel bewegen Sie sich über den Rist zum Außenknöchel, dann zurück zum Innenknöchel und entlang

der Fuß-Innenseite zurück zur Spitze des großen Zehs. Bewegen Sie sich auf dieser knöchernen Linie einige Minuten vor und zurück.
Bei dieser Berührung bewegen sich die Finger schwingend, gleichmäßig, rund, eher gemächlich.

Die Behandlung der Hand

Außer der Behandlungslinie am Fuß gibt es auch die Behandlungslinie an der Hand. Die Handlinie entspricht der pränatalen Linie am Fuß, wobei die Wirkung nicht so nachhaltig ist wie am Fuß. Ich empfehle Ihnen diese Linie auch für die Eigenbehandlung. Beginnen Sie mit kleinen sanften Kreisen den Bereich um den äußeren, oberen Nagelfalzwinkel des Daumens zu massieren. Gleiten Sie weiter zum unteren Nagelfalzwinkel und dann weiter an der Hand-Innenseite vorbei am ersten Gelenk zum Grundgelenk bis zum Hand-Innenknöchel über das Handgelenk zum Außenknöchel wieder zurück zum Innenknöchel nach Gutdünken auf der gleichen Linie zurück. Sie werden feststellen, daß sich der Atem dabei vertieft und verfeinert und Sie sich gelöster fühlen. Nach einer Handmassage wird es leichter fallen, Entscheidungen zu treffen. Handmassagen können Sie sich und Ihrem Kind geben, so oft es gut tut.

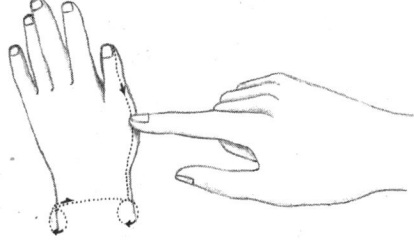

Die Behandlung des Kopfes

Sehr wohltuend und angenehm ist die Massage der pränatalen Linie am Kopf. Geben Sie sich diese Behandlung zunächst selbst. Beginnen Sie, vom Scheitelpunkt gleichmäßig mit zwei bis drei Fingern in winzigen Kreisen abwärts über das Hinterhaupt bis zum Schädelansatz zu massieren. Beziehen Sie auch großzügig den gesamten Hinterkopf bis zu den Ohren ein. Bewegen Sie die Hand nach Gespür zwischen Scheitelpunkt und Schädelansatz und besonders um die Hügel und Täler herum. Anschließend massieren Sie Ihr Kind.

Viele Menschen berichten, daß sie sich nach dieser Massage frisch und klar fühlen. Auch bei der pränatalen Kopfmassage gibt es keine Begrenzung oder Vorschrift für Dauer und Häufigkeit.

- Diese Massage ist einfach in der Bewegung. Wesentlich für diese Form der Massage ist eine geistige Haltung von Anwesenheit, Konzentration, Gewahrsein und Durchlässigkeit.

Wecken Sie die Vorstellung in sich, daß sie intensiven Kontakt zur Erde haben: »Ich bin ein Baum«. Aus dieser Einstellung heraus erlauben Sie der Lebenskraft, die jedem Wesen angeboren ist, Blockaden und Behinderungen zu durchbrechen. Sie selbst sind nur Vermittler und Katalysator für das Geschehen, das durch die Lebenskraft in Gang gesetzt wird.

Sie begegnen allen Äußerungen von seiten des Kindes mit Anerkennung und Respekt, ohne sich manipulieren zu lassen und ohne selbst zu manipulieren.

Wenn zum Beispiel das Kind »Au!« schreit, so fangen Sie nicht an, sich zu rechtfertigen. Sie ändern die Druckstärke und fragen: Ist es »so« für dich angenehm? Sie akzeptieren auch, wenn das Kind ohne jede Berührung massiert werden möchte, wenn sie also in 1 bis 2 Zentimeter Entfernung von der Hautoberfläche massieren.

Die Fuß-Innenseite symbolisiert eine Zeitstruktur, nämlich die Zeit der Schwangerschaft, in welcher sich das Kind in seiner Einmaligkeit entfaltet hat. In dieser Zeit entstanden auch alle Begrenzungen, mit welchen sich der Mensch auseinanderzusetzen hat.

Die Massage hilft, durch alle schicksalhaften, scheinbar unveränderlichen Prägungen hindurch Raum zu geben für die individuelle Entwicklung.

Bei dieser Massage können Sie nichts falsch machen. Tatsächlich »machen« Sie ja auch nichts, sondern Sie geben sich mit gesammelter Aufmerksamkeit der Lebenskraft hin, die durch Sie hindurchströmt.

Kinesiologie

Kinesiologie bedeutet: Lehre von der Bewegung. Auch in dieser Lehre geht es um die Bewegung der Lebensenergie. Wenn die Energie in den Muskeln frei fließt, dann ist auch der Energiefluß in den Meridianen, den Energiekanälen, nicht gestört. Alle Organe werden optimal versorgt, und der Mensch ist geistig, seelisch und körperlich gesund. Wenn er aber unter Streß steht und dieser Streß schädlich für ihn ist, verliert er Energie. Welche Streßfaktoren blockieren den Fluß der Lebensenergie? Dies ist die Grundfrage in der Kinesiologie, wobei der Streß aus allen Bereichen des Lebens (Gedanken, Gefühle, äußere Umstände) stammen kann. Um Antwort darauf zu finden, entwickelte man verschiedene Muskeltests. Wenn ein Stressor vorliegt, ist davon der ganze Mensch betroffen, also auch sein Muskelsystem. Stellvertretend für alle Muskeln des Körpers kann ein einzelner Muskel getestet werden. Reagiert der Muskel im Test stark, fließt die Lebensenergie ungehindert; reagiert er schwach, besteht eine Blockade im Energiefluß. Am einfachsten läßt sich der Deltamuskel des Oberarms testen. Wenn Sie beispielsweise an etwas Angenehmes denken, wird der Muskel in der Regel stark reagieren. Wenn Sie sich aber eine Situation in Erinnerung rufen, die für Sie mit unangenehmen Gefühlen verbunden ist, wird der Muskel schwach antworten. Möglicherweise ist Ihnen gar nicht bewußt, wenn etwas Sie unter Streß setzt. Ihr Körper aber weiß es und drückt es aus.
Es ist das Verdienst der Kinesiologie, daß sie alte Erkenntnisse neu belebt und durch einfache Übungen aufbereitet hat. Mit ihrer Hilfe kann die ausgewogene Funktion aller Muskeln des Körpers gefördert werden. Durch Massage, Klopfen oder Reiben energetisch bedeutsamer Punkte, die als Akupunkturpunkte bekannt sind, können Blockaden aufgelöst und der Energiefluß angeregt werden.
Mit Hilfe von einfache Bewegungsabläufen werden zusätzlich Einsichten der Gehirnforschung in die Praxis umgesetzt. Beim Ausführen von Überkreuzbewegungen (zum Beispiel linkes Knie zum rechten Ellbogen und umgekehrt) werden die linke und rechte Gehirnhälfte gleichzeitig aktiviert und ihre Zusammenarbeit gefördert. Erst wenn beide Gehirnhälften zusammenarbeiten, kann der Mensch seinen Verstand, seine Lernfähigkeit optimal nutzen. Deshalb hat die Kinesiologie

nicht nur der Medizin, sondern auch der Pädagogik wertvolle Impulse gegeben, vor allem auf dem Gebiet der Lese-Rechtschreibschwäche. Bei Kindern wirken kinesiologische Übungen besonders intensiv.

Die rechte und die linke Gehirnhälfte

Das rechte Gehirn – das Aha-Gehirn – empfängt die Informationen der Sinne und fügt sie zu einem Ganzen zusammen. Es erkennt beispielsweise, wie ein kleiner Teil eines Puzzles zum ganzen Puzzle gehört. Es weiß, welches Lied gemeint ist, wenn es drei Töne hört. Es fühlt intuitiv, was ein Gesprächspartner meint, ohne es auszusprechen. Es denkt in Bildern und orientiert sich in Räumen. Es vermittelt Gefühle und kann auch komplexe Sachverhalte erfassen. Wenn wir eine Erkenntnis haben, die aus dieser Gehirnhälfte stammt, sagen wir: Aha. Das hatte ich im Gefühl. Das war eine gute Idee. Oder das war Intuition.

Das linke Gehirn – das Sprachgehirn – kann sich sprachlich ausdrücken. Es kann analysieren und logisch denken. Es übt Kritik und urteilt. Obwohl sich unsere Kultur vorwiegend auf diese Seite des Gehirns stützt, können Lernvorgänge nur dann optimal durchlaufen werden, wenn beide Gehirnhälften sich wechselseitig unterstützen. Die Zusammenarbeit wird durch ein Bündel von Nervenfasern ermöglicht, das als eine Art Brücke zwischen den Hirnhälften dient. Wenn die rechte Hirnhälfte den Lernstoff aufgenommen hat, wird er über diese Brücke in die analytische Hälfte des Gehirns gegeben. Dort wird das neu zu Lernende verinnerlicht und durch die Sprache ausgedrückt. Jetzt erst ist der Lernvorgang erfolgreich abgeschlossen.

Wenn allerdings die beiden Hälften nicht kooperativ sind und um die Vorherrschaft kämpfen, dann schaltet sich eine Gehirnhälfte ab und verweigert die Arbeitsteilung. Diese Blockade wird ausgelöst, wenn ein Kind chronisch großen Belastungen ausgesetzt ist. Dann ist jeweils nur eine Gehirnhälfte aktiv, und es werden eingefahrene Verhaltensweisen ständig wiederholt. Das Kind lernt »schwer«.

Alle Berührungen und Bewegungen, die über Kreuz vor sich gehen, die also die Mittellinie des Körpers überqueren, überqueren auch die Brücke der Nervenfasern und regen die wechselweise Aktivität der beiden Gehirnhälften an. Auf diese Weise kann Lernen erfolgreich unterstützt werden.

Die Massagen und Spiele

Zwicke zwacke in die Backe

Diese Massage hilft Kindern:
- die oft stolpern oder sich stoßen,
- spiegelbildlich verkehrt malen oder schreiben,
- bei geistigen Tätigkeiten schnell müde werden,
- wenig oder sehr monoton sprechen,
- einseitig sprachlich-intellektuell oder einseitig visuell betont sind,
- Linkshänder sind,
- auffallend unterschiedliche Gesichts- oder Körperhälften haben.

> **Zwicke zwacke in die Backe**
> zwicke zwor in das Ohr
> zwicke zworläppchen
> in das Ohrläppchen
> zwicke zwulter
> in die Schulter
> zwicke zwarm in den Arm
> zwicke zwand in die Hand
> zwicke zwinger in die Finger
> zwicke zwücken in den Rücken
> zwicke zwopo in den Popo
> zwicke zwauch in den Bauch
> zwicke zwein in das Bein
> zwicke zwie in das Knie
> zwicke zwade in die Wade
> zwicke zwus in den Fuß
> zwicke zwerse in die Ferse
> zwicke zwe in den Zeh
> zwicke zwu – jetzt ist Ruh.

So massieren Sie Ihr Kind

In einer rhythmischen leichten bis kräftigen Berührung massieren Sie die rechte Backe, wechseln zum linken Ohr, gehen hinüber zum rechten Ohrläppchen – weiter zur linken Schulter – zum rechten Oberarm – zur linken Hand – zur rechten Hand – zur linken Rückenhälfte – zum Po, mehr die rechte Hälfte – zum Bauch, linke Hälfte – zum rechten Oberschenkel – zum linken Knie – zur rechten Wade – zum linken Fuß – zur rechten Ferse – zum linken Zeh.
Streichen Sie zum Abschluß gleichzeitig über beide Beine und halten an den Füßen still.

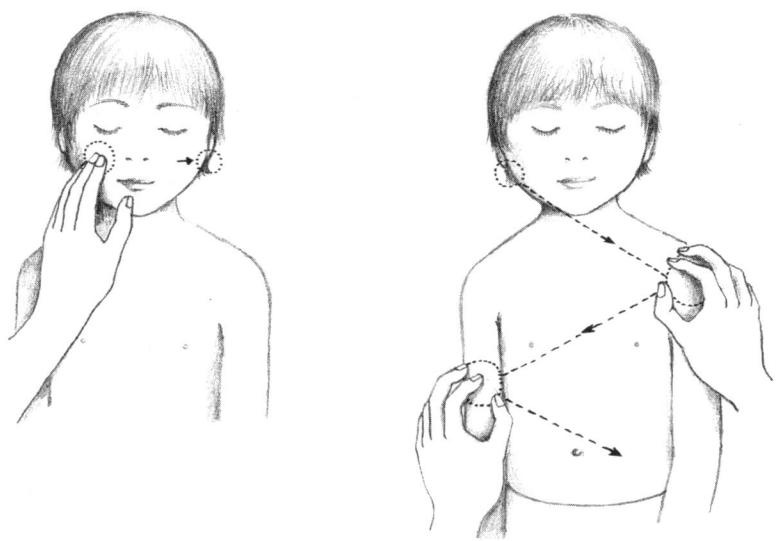

● Diese Massage dient der Koordinierung der beiden Gehirnhälften und fördert damit das Lern- und Auffassungsvermögen und die Konzentrationskraft Ihres Kindes.

Kommt ein Mäuslein

Diese Massage hilft Kindern:
- die sich bei ihren Tätigkeiten verkrampfen,
- schwer lernen.

> **Kommt ein Mäuslein,
> baut ein Häuslein.
> Kommt ein Mücklein,
> baut ein Brücklein.
> Kommt ein Floh,
> der macht sooooooo.**

So massieren Sie Ihr Kind

Sie legen eine Hand auf den Nabel des Kindes und lassen sie dort ruhen.
Die andere geht unter das Schlüsselbein, reibt die Stelle rechts vom Brustbein,
geht dann nach links unter das Brustbein und reibt dort sanft kreisend.
Hüpfen Sie noch einmal nach rechts und drücken tief auf die Stelle unter dem Schlüsselbein, hüpfen wieder nach links und drücken dort tief.

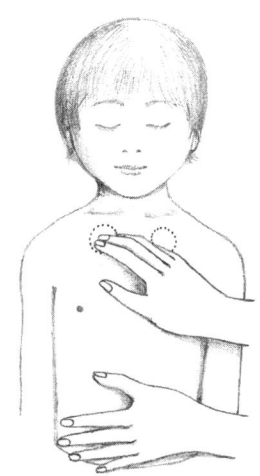

- Diese Gymnastikübung für das Gehirn verbessert die Koordination zwischen den beiden Gehirnhälften. Sie wurde von Dennison/Hargrove in der EK »Educational Kinesiology« entwickelt. Dabei werden die neurologischen Funktionen der rechten und der linken Gehirnhälfte in Harmonie gebracht. Jede Gehirnhälfte steuert die Muskeln und Sinne der gegenüberliegenden Körperhälfte. Dabei hat jede Gehirnhälfte grundsätzlich eigene Aufgaben. Die Koordination der beiden Gehirnhälften fördert das ganzheitliche Lernen und führt zu entspanntem Sehen.

Ein Wort zum Schluß

Bei jeder Art von Körperarbeit geht es darum, die Kräfte des Körpers anzusprechen, die im Besitz der ganzen Weisheit sind. Die Selbstheilungskräfte allein können einen Prozeß in Gang setzen, der das Kind gesund werden läßt. Wenn der Körper nicht bereit ist, dann scheitert alle Mühe, alle Technik, alles Wissen und alle Erfahrung. Der Schlüsselbund zum Tor des inneren Heilungstempels trägt verschiedene Aufschriften: Wachheit, Mitgefühl und Liebe. Unter Wachheit verstehe ich die Fähigkeit, in jedem Augenblick der Massage anwesend zu sein, zu beobachten und aufmerksam mitzugehen. Mit wachen Sinnen nehme ich auf, was sich in mir tut und was das Kind ausdrückt. Mitgefühl bedeutet, ich nehme fühlend Anteil an allem, was mein Kind an freudigem oder schmerzlichem Erleben bewegt und lasse diese Gefühle auch an mich heran. Aus der Bejahung und Freude des eigenen Seins kommt die Bejahung und Freude für das Kind, so wie es ist. Liebe ist in allen Menschen. Manchmal ist sie verkrüppelt oder verformt, aber bereit und voller Sehnsucht, sich immer mehr zu entfalten. Liebevolle Hände sind wissende Hände. Jede Berührung, die aus Wachheit, Mitgefühl und Liebe geschieht, heilt – auch ohne Technik.
Sie haben es übernommen, das Kind auf seinem Lebensweg zu begleiten. Damit ist Ihnen auch der Schlüssel zum Tor der Heilung anvertraut worden. Im Rahmen Ihrer Möglichkeiten sind Sie der Mensch, der diese Aufgabe so erfüllen kann, daß Ihr Kind sich auf allen Ebenen entfaltet. Vertrauen Sie Ihren wachen, mitfühlenden, liebevollen Händen.

Dank

Viele Menschen haben mich auf die therapeutische Arbeit vorbereitet und mich an ihrem Wissen mit liebevollem Verständnis teilhaben lassen: Ahmad Yar Khan, Paul Boyesen, Benjamin Creme, Elke Praegert, Peter Müller-Egloff, Gerda Boyesen, Werner Arnet, Dr. Wolf Büntig, Heinrich Boelger, Dr. John Pierrakos und Meister Zhi-Chang Li. Ich bin diesen Lehrerinnen und Lehrern zutiefst dankbar. Daß sich dieses Wissen mit Leben füllen konnte, verdanke ich meinen Klientinnen und Klienten.

Den Anstoß zu diesem Buch gab eine Münchner Initiative, die ein Konzept zur Aktivierung der Selbstheilungskräfte bei Kindern entwickelt hatte. Viele der hier vorgestellten Massagen und Spiele haben durch die engagierte Arbeit dieser Initiative ein kindgemäßes Profil erhalten. Dafür danke ich Ulrike Eggelsmann, Rosi Falbesoner-Waldinger, Elfriede Fuchs, Dr. Jutta von Holleben, Birgit Relin, Evelyn Swain, Dr. Gretl Ufer und Angelika Weibl. Für Korrektur und Unterstützung bei der Erarbeitung des Manuskripts sage ich ein herzliches Dankeschön Dr. Annegret Schmidtjell, Barbara Heinrich, Evelyn Swain, Dr. Jutta von Holleben, Monika Boll und Helga Schneider sowie Michael Kurth und Dagmar Olzog.

Mit ganz besonderer Dankbarkeit erfüllt mich der Gedanke an meine Kinder Susi, Tobi, Nika und meinen Enkel Timo, die mich oft in meiner Arbeit inspiriert haben, und an meinen Mann Wurzl, der die Arbeit großzügig und liebevoll mitgetragen hat.

Wenn Sie mir Ihre Erfahrungen mit den Heile-Segen-Massagen und Spielen mitteilen möchten, lade ich Sie herzlich dazu ein. Auch wenn Sie Fragen haben oder Informationen zu Kursen in Heile-Segen-Massagen möchten, stehe ich Ihnen gerne zur Verfügung:

Barbara Wanderer · Benediktstraße 11a · 82069 Hohenschäftlarn.

Literaturempfehlungen

Bücher, die mir bei diesem Buch geholfen haben:

Bahr, Frank R., *Akupressur*. Erfolgreiche Selbstbehandlung bei Schmerzen und Beschwerden. Mosaik Verlag 1991

Boadella, David, *Befreite Lebensenergie*. Einführung in die Biosynthese. Kösel-Verlag 1991

Boyesen, Gerda, *Über den Körper die Seele heilen*. Biodynamische Psychologie und Psychotherapie. Eine Einführung. Kösel-Verlag [7]1994

Boyesen, Paul/Huber, Hans, *Eigentlich möchte ich... Leben zwischen Wunsch und Wirklichkeit*. Kösel-Verlag [3]1993

Gleditsch, Jochen M., *Reflexzonen und Somatotopien. Schlüssel zu einer Gesamtschau des Menschen*. WBV Biologisch- medizinische Verlagsgesellschaft 1983

Hellinger, Bert, *Ordnungen der Liebe*. Ein Kursbuch. Carl-Auer-Systeme-Verlag 1994

Holler, Johannes, *Das neue Gehirn*. Ganzheitliche Gehirnforschung und Medizin – Theorien, Modelle, praktische Anwendung. Bruno Martin Verlag 1989

Lesch, Matthias, *Kinesiologie: Aus Streß in die Balance*. Gräfe und Unzer Verlag 1994

Marquardt, Hanne, *Reflexzonenarbeit am Fuß*. Haug Verlag [20]1994

Metzner, Klaus, *Shiatsu – Heilsame Berührung*. Gräfe und Unzer Verlag [4]1994

Müller, Else, *Träumen auf der Mondschaukel*. Autogenes Training mit Märchen und Gute-Nacht-Geschichten. Kösel-Verlag [4]1994

Olvedi, Ulli, *Das stille Qi Gong nach Meister Zhi-Chang Li*. Vitalisierung und Harmonisierung der Lebenskräfte durch meditative Energiearbeit. O.W. Barth Verlag 1994

Pierrakos, John C., *Core-Energetik. Zentrum deiner Lebenskraft*. Synthesis-Verlag 1993

Saint John, Robert, *Metamorphose*. Die pränatale Therapie. Synthesis 1984

Saint-Pierre, Gaston/Shapiro, Debbie, *Die Metamorphische Methode*. Grundlagen und Anwendung. Plejaden Verlag 1983

Strecke, Dorothea, *Psychophysische Effekte der Körperberührung auf einer Intensivstation*, Diplomarbeit, München 1991

Tulku, Tarthang, *Selbstheilung durch Entspannung*. Körper- und Atemübungen, Selbstmassage und Meditationstechniken. Scherz Verlag 1982

Wagner, Franz, *Reflexzonen-Massage*. Natürliche Heilmethoden für Körper, Geist und Seele. Gräfe und Unzer Verlag 1994